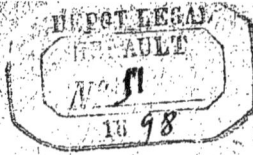

QUELQUES CONSIDÉRATIONS

SUR LES

KYSTES DERMOÏDES

DE L'OVAIRE

PAR

Le Docteur J. THÉOPHILIDÈS

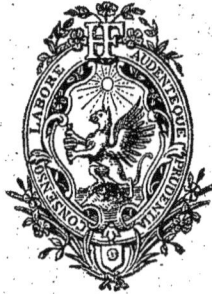

MONTPELLIER
IMPRIMERIE CENTRALE DU MIDI
(HAMELIN FRÈRES)
—
1898

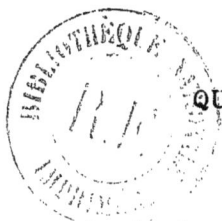

QUELQUES CONSIDÉRATIONS

SUR LES

KYSTES DERMOÏDES

DE L'OVAIRE

QUELQUES CONSIDÉRATIONS

SUR LES

KYSTES DERMOÏDES

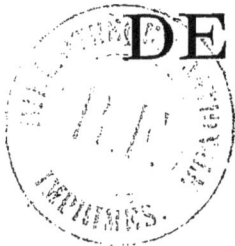

DE L'OVAIRE

PAR

Le Docteur J. THÉOPHILIDÈS

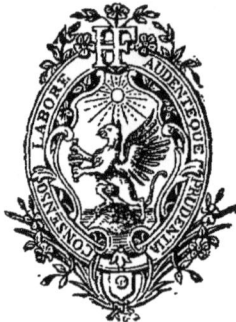

MONTPELLIER

IMPRIMERIE CENTRALE DU MIDI

(HAMELIN FRÈRES)

—

1898

A MES CHÈRES SŒURS

A MES CHERS FRÈRES

A MON BEAU-FRÈRE

A MA NIÈCE — A MON NEVEU

Ἀδελφικῆς ἀγάπης
τεκμήριον.

A MA GRAND'MÈRE

A TOUS MES PARENTS

Ἀγάπης τεκμήριον.

I. ΘΕΟΦΙΛΙΔΗΣ.

A MES CAMARADES D'ÉTUDE

A MONSIEUR ET MADAME AUGUSTE FÉLIX

A MONSIEUR ET MADAME GUIROU

ET LEUR FAMILLE

Témoignage d'amitié et d'estime.

A MES MAITRES

A MES AMIS

J. THÉOPHILIDÈS.

AVANT-PROPOS

Ayant eu l'occasion, dans le service de M. le professeur Tédenat, d'observer un certain nombre de kystes dermoïdes, nous avons songé à en faire le sujet de notre thèse inaugurale.

En entreprenant cette étude, nous n'avons pas la prétention d'aborder un sujet nouveau ni d'apporter des notions bien nouvelles. Notre but est, après avoir exposé les connaissances qu'on a aujourd'hui sur ces tumeurs, d'insister sur certaines particularités qui les concernent.

Si malgré les études approfondies dont elle a été l'objet depuis déjà longtemps, cette intéressante question présente bien des lacunes; si dans le chapitre de la pathogénie, par exemple, règne encore une complète obscurité, malgré la multiplicité des opinions émises à ce sujet par les Maîtres de la science, il n'en est pas moins vrai que d'importantes modifications ont été apportées sur la nature, le pronostic et le traitement de ces kystes.

Nous avons voulu essayé de montrer la réalité de ces faits

en apportant des éléments nouveaux et en nous appuyant sur les quelques observations qu'on trouvera à la fin de notre travail.

Mais, avant d'aller plus loin, qu'il nous soit permis d'adresser nos remerciements les plus sincères à tous nos Maîtres de la Faculté, et en particulier à notre président, M. le professeur Tédenat, pour les conseils éclairés qu'il n'a cessé de nous prodiguer pendant tout le cours de nos études et pour l'honneur qu'il nous a fait d'accepter la présidence de notre thèse.

QUELQUES CONSIDÉRATIONS

SUR LES

KYSTES DERMOÏDES

DE L'OVAIRE

⸺⸺◦◦◦◦⸺⸺

I

HISTORIQUE

DÉFINITION. — Considérés à un point de vue général de l'anatomie pathologique, les kystes de l'ovaire ont été divisés en deux grandes classes bien tranchées : l'une de ces classes comprend les kystes à paroi fibreuse, sans stratifications épithéliales régulières, le contenu kystique étant plus ou moins liquide ; dans la seconde prennent place les kystes dont la paroi a une structure qui rappelle celle de la peau et dont le contenu est spécial. C'est cette seconde catégorie de kystes, appelés kystes dermoïdes, que nous nous sommes proposé d'étudier.

Si nous voulions définir ces tumeurs, nous dirions qu'on appelle kyste dermoïde de l'ovaire une tumeur congénitale de cet organe constituée par une cavité close, plus ou moins irrégulièrement sphérique, dont la paroi épaisse est formée par une membrane à structure analogue à celle de la peau, et le contenu par des productions organiques complexes (os, dents, cheveux, cartilage, tissu nerveux, etc.).

Cette classe de tumeurs a reçu différentes dénominations (kystes hétérotopiques, kystes fœtaux, kystes dermoïdes, kystes par inclusion, kystes pileux, huileux, etc.), suivant que telle ou telle origine leur a été attribuée ou suivant la nature du contenu. Connus depuis longtemps, ils n'ont commencé à être bien étudiés que depuis les travaux de Meckel (1). Plus tard, les travaux de Lawrence (1838), Lebert (1852), Verneuil (1855), et surtout de Lannelongue et Achard (*Traité de chirurgie*, 1886), ont contribué à élucider ce chapitre jadis si obscur de la pathologie.

Étiologie. — Quant à l'étiologie de ces tumeurs, nous savons actuellement qu'elles sont toujours congénitales, bien que leur début soit en général difficile à bien préciser. On peut les rencontrer à tous les âges, mais il est incontestable que le maximum de leur fréquence s'observe à la période de l'activité sexuelle de la femme. Avant cette époque, ils restent le plus souvent stationnaires ; il y a même des cas où leur inactivité, leur période latente, a duré pendant toute la vie sans présenter aucun accident (cas de Potter). D'autres fois, au contraire, leur développement commence même chez les tout jeunes enfants, de manière à nécessiter une intervention chirurgicale.

Quant aux causes qui président au développement de tumeurs ovariennes, elles nous sont complètement inconnues. On a bien voulu accuser l'anémie (Scanzoni) et la stérilité combinée aux excitations sexuelles antinaturelles (Boinet), mais leur influence reste encore à démontrer.

(1) Meckel, *Mémoire sur les poils et les dents qui se développent accidentellement dans le corps*, 1815.

L'hérédité joue peut-être un certain rôle dans la production des kystes dermoïdes ovariens puisqu'on les a rencontrés chez des sœurs (Simson, Rose, etc.).

FRÉQUENCE. — Ces kystes semblent être plus rares que toutes les autres productions kystiques de l'ovaire. Si on consulte la statistique de Olshausen, on trouve un rapport de 3,5 pour 100, puisque cet auteur n'a rencontré que 80 kystes dermoïdes sur un total de 2,275 kystes ovariques.

Quant à l'âge où on les rencontre le plus fréquemment, c'est de vingt à quarante ans d'après Terrier (1). Ils diminueraient de fréquence de quarante à cinquante et deviendraient rares au delà de cet âge.

(1) Terrier, *Revue de chirurgie*, t. II, p. 342.

II

ANATOMIE PATHOLOGIQUE

L'anatomie pathologique des kystes dermoïdes de l'ovaire a été très bien étudiée par Lannelongue, dans son traité que nous avons mentionné plus haut. Pour décrire ce chapitre, nous empruntons à l'article *Kystes dermoïdes*, de Pierre Delbet, dans le *Traité de chirurgie* de Duplay et Reclus, les principaux détails qui vont suivre :

Tout kyste dermoïde est constitué par une paroi, par le contenu liquide ou solide, par son pédicule et par des adhésions qu'il a pu faire avec les organes avoisinants.

Voyons d'abord la Paroi. Elle est généralement assez épaisse, mais cette épaisseur n'est pas uniforme, tandis que les régions amincies n'ont qu'un simple revêtement épithélial ; au niveau des régions épaisses on rencontre, en dehors de l'épithélium stratifié pavimenteux qui tapisse la face interne, des saillies mamelonnées, sur lesquelles sont implantés des poils et qui contiennent des glandes ; la face externe de la paroi kystique est fibreuse (coque). Un pannicule adipeux sépare les deux faces. Des fibres musculaires lisses, des vaisseaux et même des tubes nerveux peuvent y être contenus.

Le Contenu du kyste est formé par des :

Poils. — Soit libres, soit implantés sur la face interne ; fréquemment longs, de couleur le plus souvent fauve, mais cette coloration n'a aucun rapport avec celle des cheveux de la malade ; elle est du reste variable pour les poils d'un même kyste. Ils sont enroulés en pelotons, en mèche de cheveux et agglutinés par la matière sébacée.

Ongles. — On en rencontre très rarement.

Dents. — Libres ou implantées dans les débris osseux creusés de sortes d'alvéoles auxquelles elles tiennent faiblement ; d'autres fois, elles sont implantées sur la paroi du kyste. Elles ont la même structure que les dents normales, mais elles ne présentent que vaguement la forme des dents parasites. Hollœnder a remarqué que les dents sont toujours très exactement orientées, un peu inclinées vers l'axe du corps, si bien qu'en examinant l'intérieur d'un kyste, on peut dire à quel côté il appartient (Pozzi). Certains auteurs disent qu'ils ont trouvé des dents cariées. Quant à leur nombre, on en a trouvé jusqu'à 300 (cas de Plouquet).

P. Ruge (1) a constaté un os ressemblant à un maxillaire inférieur, muni de molaires et au-dessous de cet os, une masse qui donnait l'idée d'une glande sous-maxillaire. (Pozzi).

Baumgarten (2) a rapporté un cas où le kyste contenait un corps ressemblant à un œil, pourvu d'une sorte de cornée convexe et d'un épithélium de la nature de celui de la cornée. Dans le même kyste il existait de la substance nerveuse encéphaloïde et de la muqueuse analogue à celle de l'intestin et de l'estomac (Pozzi).

Os. — Ils ont une forme irrégulière, généralement plate, et sont constitués par un tissu compact.

Cartilage. — On en rencontre rarement. Il se présente en petites masses qui sont articulées entre elles par du tissu fibreux.

On a trouvé dans les kystes dermoïdes de l'ovaire des *glan-*

---

(1) Ruge, Soc. obstet. et gynéc. de Berlin, 10 janvier 1890.
Virchows Arch., 1887, t. CVII, p. 515.

des sébacées et des *glandes sudoripares*. Les premières ont presque toujours un développement complet. Haffter et Sinety les ont vues groupées en formes de mamelles embryonnaires. Velitz (1) a même trouvé une mamelle bien conformée. Quant aux secondes, elles sont en général rares et rudimentaires. C'est Friedländer qui les a rencontrées pour la première fois.

La substance qui remplit cette variété de kystes est une sorte de bouillie blanche ou jaunâtre ; ailleurs elle ressemble à de la matière caséeuse, à du beurre, du suif, du miel ; d'autres fois le contenu est huileux et renferme des cellules épithéliales, des cristaux de cholestérine et d'acides gras. Ces masses flottantes peuvent, à la palpation, donner une sensation de ballottement bien nette.

Les fibres musculaires lisses, déjà signalées dans la paroi du kyste, se rencontrent aussi dans les cavités muqueuses ; quant aux fibres striées, certains auteurs croient les avoir vues (Kœberlé), tandis que d'autres (Olhausen) les nient et pensent qu'il s'agissait, dans les cas où on a cru les voir, non de kystes dermoïdes mais de tératomes.

Les kystes dermoïdes ovariens sont tantôt uniloculaires, tantôt multiloculaires, et dans ce dernier cas les différentes loges qui les composent n'ont en général ni la même structure ni la même paroi.

Volume. — Le volume du kyste atteint rarement de grandes dimensions ; parfois ils ne sont pas plus gros qu'une noisette, mais le plus souvent ils ont la grosseur du poing ou celle de la tête d'un fœtus.

Siège. — Quant à la question du siège, il semble que le kyste dermoïde a une prédilection pour l'ovaire droit, c'est

(1) Velitz (de Budapest), *Virchows Arch.*, 1887, t. CVII, p. 505.

là qu'on les rencontre le plus fréquemment à l'inverse des kystes non dermoïdes. Le plus souvent l'un des ovaires est pris, mais les cas ne sont pas rares où les deux ovaires simultanément se sont vus donner naissance à une tumeur kystique ; et alors toutes les associations sont possibles entre les divers ordres kystiques. Les deux ovaires peuvent être le siège de tumeurs mixtes (Neumann et Poupinel), ou l'un des côtés est envahi par un kyste dermoïde et l'autre par un mucoïde, ou encore d'un côté il y a un kyste mucoïde ou papillaire et de l'autre une tumeur mixte (Poupinel).

Nous devons à M. le professeur Tédenat notre observation I qui est de ce genre : il s'agit d'une vierge de vingt ans qui a subi une double ovariotomie : l'un de ses ovaires était le siège d'un kyste dermoïde, l'autre d'un kyste papillaire.

Un autre cas très remarquable où les deux ovaires kystiques avaient à leur surface un grand nombre de kystes ovariques dermoïdes, parmi lesquels dix parfaitement distincts les uns des autres, contenant chacun les restes évidents d'un embryon, est notre observation II que nous avons trouvée dans la clinique chirurgicale du professeur Alquié (de Montpellier, 1858).

Malassez et Sinety, dans leur travail sur les kystes de l'ovaire, ont parlé d'une classe de tumeurs kystiques qui ne présentent aucune néoformation carcimomateuse ou colloïde, qui sont incapables de se généraliser et qui ne nuisent que par le développement qu'elles prennent par elles-mêmes : c'est la classe de tumeurs auxquelles ces auteurs ont assigné une place intermédiaire aux kystes mucoïdes et aux kystes dermoïdes. Ce sont les tumeurs *mixtes* présentant à la fois la structure de ces deux variétés de tumeurs, l'élément kystique ordinaire venant se surajouter à l'élément dermoïde. Elles ont été signalées depuis longtemps par Lebert, Eichwald,

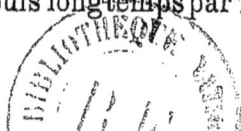

2

Martin, Kreïs, Spencer Wells, et en France par Lannelongue et Achard, et par Poupinel (1).

Dans une même tumeur, dit ce dernier auteur, on peut trouver accolés l'un à l'autre des kystes dermoïdes et des kystes à épithélium pavimenteux cubique, vibratile, caliciforme, polymorphe, etc. Bien plus, on peut trouver réunis dans une seule et même cavité kystique l'épiderme avec les annexes (poils, glandes sébacées et sudoripares) et un revêtement épithélial uniforme ou polymorphe.

La portion dermoïde forme, tantôt la masse principale de la tumeur, tantôt seulement une partie accessoire de la masse totale. Cette classe de tumeurs (muco-dermoïdes) rares auxquelles Malassez et Sinety attribuaient une bénignité absolue, analogue à celle qu'on attribuait également autrefois aux dermoïdes purs, peuvent, ainsi que ces derniers, subir la dégénérescence carcinomateuse et la généralisation. Poupinel, dans son travail inaugural (Thèse de Paris, 1886), cite quatre observations qui font foi de ce fait; l'une surtout, celle portant le n° 145 et où il s'agit d'une malade opérée deux fois par M. Terrier et morte à la suite d'une récidive. Il n'y a donc plus de doute que cette variété de tumeurs mixtes, que l'on peut rapprocher de certaines tumeurs mixtes du testicule, est de nature maligne, la récidive et la généralisation se faisant à courte échéance. Il faut noter que la récidive peut se faire dans d'autres organes avec le même caractère de tumeurs mixtes renfermant toutes les variétés de tissu, ou sous forme de carcinome.

Nous rapportons ici deux observations de kystes muco-dermoïdes publiées par Boursier et Monod (de Bordeaux) (2):

Une femme de vingt et un ans, portant une tumeur ombili-

(1) Poupinel, *Arch. de physiol.*, 1887, p. 374.
(2) Boursier et Monod, *Semaine Médicale*, 1897, p. 330.

cale plus développée à droite, irrégulière et fluctuante, fut
diagnostiquée « *Kyste multiloculaire de l'ovaire droit*». Le
ventre ouvert, la ponction du kyste donna issue à un litre de
liquide filant, après quoi la tumeur fut facilement énucléée,
sauf un lobe inférieur inclus dans le ligament large qui fut
décortiqué. La guérison se fit sans incident.

La tumeur était formée par un kyste multiloculaire composé de trois grandes poches communiquant entre elles et
pleines de liquide filant. A la partie inférieure existait une
quatrième poche plus petite, à contenu pilo-sébacé, tout à fait
indépendante des premières. L'examen histologique démon-
tra que les cavités à liquide filant avaient une paroi fibreuse
revêtue d'une mince couche de cellules cylindriques caliciformes, la petite cavité à contenu pilo-sébacé offrait tous les
caractères des kystes dermoïdes avec un épithélium pavimenteux stratifié.

La deuxième observation a trait également à une femme de
vingt et un ans qui fut prise, le 7 janvier 1897, d'une rétention d'urine. Le médecin, appelé, découvrit une tumeur abdominale. Cette tumeur était arrondie, résistante et élastique.
On porta le diagnostic de tumeur ovarienne, et la malade fut
opérée le 22 janvier. Le kyste mis à nu, la ponction évacua
500 grammes de liquide puriforme sale. La tumeur fut facilement énucléée, le pédicule lié et rentré. L'opérée sortit
guérie de l'hôpital le 14 février. La tumeur, du volume d'une
tête de fœtus à terme, présentait une grande cavité, autour
de laquelle étaient groupées un grand nombre de petites
poches secondaires, presque toutes indépendantes. La paroi
de la grande cavité était épaisse et par places indurée, cartilagineuse et même osseuse. La grande poche et la plupart
des petites renfermaient de la matière pilo-sébacée, quelques-
unes un liquide mucoïde épais.

A l'examen histologique, toutes les cavités à contenu pilo-sébacé apparurent nettement dermoïdes, avec un épithélium pavimenteux stratifié ; plusieurs cavités mucoïdes étaient tapissées par un épithélium cubique stratifié, dermoïde lui aussi. Quelques petites cavités seules se montraient revêtues d'une couche unique de cellules caliciformes ; les plus petites d'entre elles étaient au seuil d'un stroma en dégénérescence muqueuse ; le reste des parois kystiques se trouvait nettement fibreux.

L'étude de ces kystes mixtes a été souvent confondue avec celle des dégénérescences malignes des kystes dermoïdes : il faut les étudier à part.

Comme tout kyste de l'ovaire, le dermoïde peut être sessile ou pédiculé, avoir ou non un point d'attache constant.

Lorsque le *pédicule* existe, il est parfois très mince, membraniforme, et l'opération de l'ovariotomie dans ces cas devient très facile ; mais ordinairement le pédicule est large. Long de deux pouces, large de 1-4 (Peaslee), le plus souvent l'épaisseur du pédicule est telle qu'on ne peut le lier en une seule ligature. Il faut le morceler en deux ou trois, ou faire une ligature en chaîne de Lawson Tait.

Le pédicule est formé par la trompe, le ligament large et le ligament utéro-ovarien. Les fibres musculaires du ligament large se trouvent hypertrophiées, le tissu conjonctif œdématié et les veines dilatées ressemblant à des intestins de lapin (Spencer Wells). Quant aux artères, elles peuvent acquérir la grosseur de la radiale. C'est au niveau du pédicule qu'on rencontre le plus souvent les vestiges de l'ovaire, et c'est en général là que les parois kystiques présentent leur maximum d'épaisseur.

Le pédicule peut faire défaut et alors le kyste est inclus dans le ligament large en totalité ou en partie. Il occupe, soit le côté externe vers le pelvis, soit le côté interne vers l'utérus qu'il peut repousser en haut et en dehors du côté opposé.

L'opération de ces kystes sessiles est très difficile, parce que la portion enclavée contracte des adhérences vasculaires avec les tissus voisins, adhérences qui empêchent l'énucléation ; en outre, il se produit des déplacements des organes ambiants, vessie ou utérus, auxquels l'opérateur doit toujours songer. On a vu la vessie remonter jusqu'à 15 centimètres au-dessus du pubis.

A côté des kystes dermoïdes ovariens, nous devons placer une autre variété de kystes dermoïdes relativement rares, les *parovariens dermoïdes* qui, bien qu'ils soient anatomiquement indépendants de l'ovaire, n'en doivent pas moins être décrits en même temps que les premiers, vu leur étroite solidarité clinique et chirurgicale.

Sänger a rapporté un certain nombre de ces parovariens dermoïdes qui ont leur point d'origine dans le ligament large où ils se développent.

Comme le fait très justement observer Pozzi, par l'expression de kyste parovarien on ne doit pas entendre une origine du parovaire ou de l'organe de Rosenmüller, mais un simple voisinage du kyste et de l'ovaire ; d'ailleurs presque tous les auteurs considèrent comme très douteux le développement de ces kystes au dépens de l'organe de Rosenmüller. De Sinéty croit plutôt que des ovaires surnuméraires inclus dans le ligament large seraient le point de départ de ces kystes.

Les dermoïdes parovariens peuvent être sessiles ou pédiculés. Il faut savoir que l'ovaire est toujours sain, distinct de la tumeur et rejeté sur le côté externe.

Nous avons eu la bonne chance d'observer un cas (observation X) de kyste parovarien dans le service de M. le professeur Tédenat. Seulement la tumeur n'était pas de nature exclusivement dermoïde, de l'épithélioma mucoïde était surajouté au kyste dermoïde. S'agit-il dans ce cas d'une de ces tumeurs que nous avons appelées mixtes ou bien d'une dégé-

nérescence épithéliomateuse d'un kyste primitivement dermoïde ? Nous sommes tenté de nous rattacher à la première
de ces hypothèses, les kystes parovariens exclusivement dermoïdes étant très rares. En tout cas, nous saisirons cette
occasion pour dire, et nous y insisterons quand nous parlerons
du traitement, qu'il faut opérer le plus tôt possible, une fois la
tumeur ovarienne ou parovarienne diagnostiquée, la nature
bénigne ou maligne de la tumeur étant très difficile à préciser.

ADHÉRENCES. — Les adhérences par péritonite adhésive,
très fréquentes dans les cysto-épithéliomes, sont relativement
rares dans les kystes dermoïdes de l'ovaire. Quand elles se
produisent, c'est, soit avec la paroi abdominale, soit avec les
épiploons, soit, enfin, avec les intestins et la vessie. Ordinairement, elles sont très faciles à détacher au cours d'une
ovariotomie par l'introduction de la main ou de la spatule ;
mais dans certains cas, surtout des kystes sessiles, l'énucléation du kyste devient très pénible, le détachement des adhérences étant très long, c'est là la partie la plus difficile de
l'opération ; ainsi maintes fois elles sont résistantes au point
que le chirurgien est obligé de les respecter et de laisser
dans le ventre des parties du kyste qui sont attachées solidement aux viscères. Chez une malade, la fusion de la paroi kystique avec la paroi abdominale était complète ; il a fallu dé-
cortiquer le péritoine pariétal pour avoir la tumeur (Quénu,
thèse de Paris).

M. le professeur Tédenat nous a communiqué une observation que nous publions plus loin, (obs. III), où il s'agit d'adhérences du kyste telles, avec les intestins et la vessie, que cette
dernière fut déchirée sur un grand espace pendant l'opération.
Vingt points de suture à la soie ont été mis, et la guérison
fut prompte.

Un bel exemple de la ténacité des adhérences est notre

observation IV, recueillie dans la clinique de M. le docteur Tédenat, qui a été obligé pendant l'opération d'enlever une partie de l'épiplon du volume du poing, adhérente à la poche, ainsi que l'appendice iléo-cæcal qui fut sectionné au voisinage du cæcum, tellement il adhérait à la partie supérieure de la poche. Nous pensons que les adhérences ont eu leur cause ici dans la ponction qui fut pratiquée un mois avant, par M. le professeur agrégé Serre.

Quels sont les rapports que le kyste pourrait avoir avec les organes voisins ?

Rapports. — Le kyste, en se développant, peut comprimer et déplacer la vessie ; d'autres fois, la vessie est entraînée, étirée par le kyste auquel elle adhère, et peut remonter avec lui dans la cavité abdominale. Nous avons signalé les cas où la vessie était située à 15 centimètres du pubis.

Quant à l'utérus, lui aussi est déplacé par le kyste sessile qui vient s'appliquer directement sur lui. Lorsqu'il est encore enveloppé et plongé dans le petit bassin, le kyste tire par son poids l'utérus qui se rétrofléchit ; plus tard, avec l'accroissement de la tumeur, l'utérus remonte peu à peu au-dessus du détroit supérieur avec le kyste et entre dans la cavité abdominale, le col devient alors difficilement accessible au doigt explorateur. D'autres fois, l'utérus se rencontre enclavé soit par la tumeur elle-même, soit par les adhérences qui le retiennent en place. L'utérus en ascension dans la cavité abdominale est généralement dévié et appliqué contre la paroi de cette cavité, mais cette position, ainsi que l'ont démontré Gaillard et Thomas (1), n'est pas constante. Impossible, disent ces auteurs, de fixer aucune règle en ce qui concerne la position de l'utérus dans les tumeurs ovariennes. Enfin, l'utérus peut

(1) Gaillard et Thomas, *Traité de chirurgie des maladies des femmes*, trad. française. Paris, 1879.

subir un allongement et une hypertrophie dans les cas de tumeurs kystiques. Dans un cas cité par Cruveilhier, cet organe, entraîné en haut et à gauche par la trompe, avait subi dans la moitié gauche de son corps un allongement considérable, « de telle façon que cette moitié gauche du corps de l'utérus avait la forme d'un cône aplati, se continuant sans ligne de démarcation avec la trompe : le col utérin était sans museau de tranche. »

Une fois le kyste dermoïde devenu assez considérable pour aborder le détroit supérieur, il se porte d'abord vers une des fosses iliaques, atteint l'ombilic, et alors s'étend dans toutes les directions du côté où il trouve le moins de résistance jusqu'à l'épigastre et au diaphragme. L'intestin grêle et l'arc du côlon n'échappent pas à l'influence que la présence du kyste pourrait avoir sur leur position. Tous les deux subissent diverses modifications ; et d'abord ils peuvent être comprimés par la tumeur et occasionner une obstruction ; d'autres fois ils peuvent s'étrangler par les brides que produit le kyste ; généralement ils sont rejetés en haut et en arrière par ce dernier.

Le reste du gros intestin garde sa situation. Cependant Quénu (1) cite une observation de Bitouret dans laquelle le côlon transverse était situé entre la paroi abdominale et le kyste.

Cruveilhier avait vu le cæcum et le côlon ascendant refoulés en haut par un kyste et comme détachés de la paroi postérieure de l'abdomen ; dans le cas de Cazeaux et Jackson, le rectum était décollé et refoulé en avant par un kyste situé derrière lui.

La compression exercée par la tumeur sur l'urèthre peut produire une rétention d'urine ; plus tard la vessie se distend et cache le kyste (Bouchut).

---

(1) Quénu, Thèse Paris, 1881, p. 69.

Les uretères peuvent être comprimés par le kyste ; Quénu rapporte comme exemple l'observation suivante de Rayer (1) : « Kyste des deux ovaires comprimant les deux uretères et ayant déterminé une double pyélonéphrite chronique ; chacun des deux ovaires avait tout au plus la dimension de la tête d'un enfant nouveau-né. »

Les tumeurs kystiques de nature dermoïde de l'ovaire ont produit, dans certains cas, de l'œdème des membres inférieurs, des hémorroïdes par compression veineuse. Polaillon a signalé un cas, et Verneuil et Terrier un autre de phelgmatia alba dolens dus probablement à cette compression.

(1) Rayer, *Gaz. méd.*, 1852.

III

SYMPTOMES

La symptomatologie des kystes dermoïdes de l'ovaire se distingue en deux périodes : une *période latente* pendant laquelle aucun signe appréciable n'implique la présence de la tumeur, si ce n'est quelques troubles plus ou moins vagues. « Tant que les kystes, dit Gallard à ce sujet, restent encore inclus dans la cavité du petit bassin, rien n'indique, rien ne permet même de soupçonner leur présence, et on ne les découvre que si l'on est appelé, en quelque sorte fortuitement, à pratiquer l'exploration de la cavité pelvienne, pour chercher la cause de certains malaises en général fort légers, et dont la compression qu'ils exercent sur l'intestin ou la vessie peut bien être considérée comme la principale cause. On sent alors par le toucher digital, combiné avec la palpation hypogastrique, une tumeur globuleuse de volume variable, située d'un côté ou de l'autre de l'utérus qu'elle pousse du côté opposé. La matrice a conservé une certaine mobilité, la tumeur est lisse, indolente à la pression, sans empâtement périphérique, sans battement artériel à la surface, un peu résistante, mais on n'y perçoit pas encore de fluctuation nettement appréciable. » Certains troubles réflexes, dont nous parlerons plus loin, dus aux congestions et aux tiraillements des annexes, peuvent être observés.

Cette période latente dure jusqu'à l'âge de la puberté. On observe même parfois, au moment où le kyste, petit encore, monte dans la cavité abdominale, une diminution de ces légers troubles de la période latente. La suppression de la compression que le kyste exerçait en est la cause.

Mais à cette première période succède celle de la *tuméfaction* : le ventre commence à prendre un développement anormal et des symptômes plus inquiétants apparaissent ; plus tard des accidents graves et fatalement mortels surviennent si on n'intervient pas : période de *dépérissement*.

Quels sont les symptômes de chacune de ces périodes, et à quoi reconnaîtrons-nous un kyste dermoïde de l'ovaire ?

Nous avons dit que, pendant la période latente, il n'y a que l'examen qui pourrait donner quelques indices : à l'examen on trouve une tumeur qui siège, soit dans le cul-de-sac de Douglas, où son poids la fait plonger, soit sur les côtés ou en avant de l'utérus, dans les cas où ce dernier est en rétroversion. Cette tumeur est le plus souvent dure à la palpation, d'un volume double ou triple de celui de l'ovaire normal, régulière, très mobile si elle est pédiculée, et dans ce cas il faut pratiquer le toucher et le palper combinés pour la sentir ; si elle est sessile, elle semble faire corps avec l'utérus dont elle est pourtant séparée par un léger sillon qu'il faut chercher avec soin. En plus, dans ce cas, l'utérus est dévié.

La tumeur, une fois devenue abdominale, on peut, par la palpation, limiter en avant et sur les côtés une tumeur sphérique ou irrégulièrement ovalaire, présentant une surface inégale et bosselée, une consistance assez grande et variable, suivant les points. Sur certaines parties de la tumeur on sent une fluctuation obscure. Pour faciliter les manœuvres de la palpation, il sera nécessaire, surtout chez les multipares et les femmes grasses, d'endormir la malade.

La tumeur siège latéralement le plus souvent, elle est irrégulière, ce qui devrait empêcher de la confondre avec l'évolution d'une grossesse. C'est aussi par la palpation qu'on aper-
cevra les frottements dus soit à un état dépoli de la séreuse,
soit à des adhérences assez lâches pour permettre la mobilité.

Quant à la percussion, elle ne donne le son mat que si
on percute très légèrement, car une percussion forte donnerait
une sonorité due au voisinage de l'intestin. La ligne de la
matité est convexe en haut à la partie supérieure ; en outre,
la percussion des parties déclives des flancs donne une sonorité qui ne se modifie point avec les mouvements de la position imprimée à la malade, c'est là un signe distinctif de
haute importance d'avec la matité des ascites ordinaires. La
matité hépatique est séparée de celle que donne le kyste par
un espace sonore, sauf dans le cas où la tumeur étant d'un
volume énorme vient s'appliquer contre le foie ; et alors, dans
ces cas extrêmes, les côtes et l'appendice xiphoïde sont dé-
jetés en avant, le foie repoussé dans la concavité du diaphragme qui est remonté avec le cœur. La tumeur peut, en
comprimant les vaisseaux, produire des souffles vasculaires.

Olshausen a signalé un *Cri-de-neige écrasée* que l'on sen-
tirait lorsqu'on palpe avec force la tumeur et qui serait dû,
d'après le même auteur, au déplacement de la matière colloïde
du kyste. Mais, ainsi que le fait bien justement remarquer
Pozzi, un simple frottement péritonéal peut donner cette sensation qui perd ainsi de sa valeur.

L'utérus est le plus souvent en antéversion sur le pubis, un
peu dévié du côté opposé à celui du kyste. Le col remonté est
difficilement accessible. L'ascension de la matrice et l'enva-
hissement des culs-de-sac de Douglas par un prolongement
de la tumeur, ou bien la fixation de l'utérus, soit par des adhérences, soit par le poids de la tumeur, rend l'examen très com-

pliqué. Le vagin est plus ou moins tendu suivant le volume de la tumeur et attiré vers son extrémité supérieure.

La cavité utérine est un peu agrandie, mais moins que dans les tumeurs utérines, et l'hystéromètre pourrait être d'une réelle utilité pour le diagnostic.

D'autres fois l'utérus est en prolapsus refoulé en bas par la tumeur (Thiriar).

Dans les kystes d'un volume considérable, la ligne blanche est élargie, l'ombilic distendu et poéminent. La paroi abdominale est amincie et les veines dilatées surtout vers les fosses iliaques. La fluctuation est, dans certains cas, facile à sentir, et en pratiquant la percussion on peut reconnaître le volume de la poche et leur nombre s'il y a plusieurs centres de fluctuation ; en d'autres points, on sent des masses solides formées par des agglomérations kystiques.

Un autre ordre de symptômes non moins intéressant qui pourraient nous mettre sur la voie du diagnostic sont les troubles généraux dus à la présence du kyste.

Troubles de la menstruation.— Avant la ménopause, quoique l'ovaire sain, dans les cas où la tumeur est unilatérale, suffise pour conserver la régularité des règles, on observe souvent certains troubles de la menstruation : diminution ou suppression des règles, retard des époques menstruelles dans le 1/5 des cas, augmentation de la quantité de sang ou prolongement de la durée dans 1/8 environ, irrégularité avec dysménorrhée dans 1/8 des cas (1) (Gallard).

Après la ménopause on a signalé la réapparition de l'écoulement sanguin ; on pourrait croire dans ces cas à un retour des règles et prendre pour menstruation ce qui est dû à une congestion utérine pathologique.

(1) Duplay et Reclus, *Traité de chir.*, t. VIII, p. 646.

Le gonflement des seins et enfin une sécrétion lactée même chez de très jeunes filles ont été vus. Quant à la conception, nous savons que les kystes de l'ovaire ne sont pas une cause de stérilité.

Compression. — Beaucoup plus importants et plus fréquents que les précédents les phénomènes qui résultent de la compression que la tumeur exerce sur les organes voisins se distinguent en phénomènes de la compression nerveuse (douleurs), phénomènes de la compression vasculaire (œdème des membres inférieurs, hémorroïdes) et phénomènes de la compression viscérale (vessie, intestins, etc.).

Les douleurs sont parfois nulles ; lorsqu'elles existent, elles siègent à la région lombaire ou abdominale ; d'autres fois elles longent tout un membre inférieur. Rarement elles sont escortées des symptômes d'un péritonisme heureusement passager.

Du côté de l'intestin, il se produit une constipation opiniâtre alternant avec la diarrhée, rarement une occlusion.

Du côté de la vessie, on observe rarement il est vrai, une incontinence d'urine ; la dysurie, le ténesme sont plus fréquents. L'apparition de l'albumine dans les urines comporte un pronostic grave.

Les troubles intestinaux (vomissements, anorexie, nausées, gastralgie, etc.) sont dus à la compression de l'estomac et de l'intestin.

Si la tumeur acquiert un grand développement, il se produit des troubles respiratoires, une dyspnée par refoulement du diaphragme et des côtes. D'après Pozzi, cette dyspnée pourrait être due à une urémie chronique par compression des uretères.

La coïncidence fréquente des épanchements pleurétiques avec les grands kystes de l'ovaire et leur siège du côté de l'ovaire malade a été signalé par Demons (1). On n'est pas bien fixé sur le mode de formation de ces épanchements, pour lesquels la plèvre ne présente pas la moindre inflammation et qui sont dus à un hydrothorax pur. Est-ce par action réflexe qu'ils se produisent, ou, comme le veut Demons, par propagation par les voies lymphatiques ?

Ce qui est certain, c'est que ces épanchements disparaissent avec l'extirpation du kyste.

Les altérations cardiaques ne sont pas très rares ; elles doivent être attribuées probablement aux lésions rénales coexistantes et aux troubles de la circulation abdominale.

La présence du kyste peut provoquer une péritonite partielle sans grandes manifestations, due à la formation des adhérences que prend le kyste à la paroi abdominale et aux organes environnants. Ces adhérences se produisent sous l'influence de frottements, d'où desquamation de l'épithélium protecteur du kyste.

Vers la fin de l'évolution complète du kyste dermoïde de l'ovaire, l'état général empire de plus en plus, la malade devient cachectique, anémiée, la face émaciée (faciès ovarien), les saillies osseuses exagérées, le front commence à se rider, les yeux s'excavent, les commissures labiales déprimées sont entourées de sillons creusés et profonds.

Ce dépérissement général se fait sous l'influence, d'une part, des souffrances physiques et morales que la malade éprouve, du manque de sommeil, et, d'autre part, et surtout, de la dénutrition profonde, de l'athrepsie due à la compression du tube digestif et à la dyspepsie réflexe commune à toutes les maladies organiques graves et surtout dans celles qui intéressent un organe quelconque de l'abdomen.

(1) Demons, *Épanchement pleurétique dans les kystes de l'ovaire* (*Bull. de la Soc. de chir.*, 1897).

IV

MARCHE, DURÉE, TERMINAISON, COMPLICATIONS

Les kystes dermoïdes de l'ovaire ont une marche très lente; ils peuvent rester stationnaires pendant plusieurs années, mais la mort, à une échéance plus ou moins longue, doit être considérée comme fin certaine si on n'intervient pas à temps. Cette mort peut survenir par le fait même du développement de la tumeur, les phénomènes de la compression s'accusent de plus en plus, la dénutrition devient plus alarmante, l'œdème s'étend sur tout le corps, et enfin la malade tombe dans le marasme et l'épuisement; d'autres fois, une complication survient qui enlève la malade.

Parmi les complications qui peuvent surgir dans le cours d'un kyste dermoïde, nous avons d'abord l'*inflammation du kyste*, caractérisée par l'élévation temporaire de la température et la sensibilité du ventre chez une femme qui est porteuse d'un kyste. Un traumatisme quelconque, la ponction du kyste, peuvent être la cause de cette inflammation; parfois elle se fait spontanément : souvent les adhérences déjà existantes ou se produisant par suite de l'inflammation peuvent limiter cette dernière, mais plus d'une fois elle se généralise et provoque la suppuration. On voit alors surgir tout le cortège de la suppuration : accès réguliers de fièvre, frissons, sueurs et douleurs locales.

Une autre complication peu fréquente, c'est *la torsion du pédicule*; elle s'observe dans la proportion de 6 pour 100, d'après Terrillon (1), qui l'a observée 57 fois sur 600 cas d'ovariotomie, et de 10,5 pour 100 d'après Thornton (2). Elle a été décrite pour la première fois par Rokintansky en 1865. Elle est caractérisée par la rotation du kyste autour de son pédicule et due à la grossesse (Barnes, Van Buren; suivant le premier de ces auteurs, l'utérus non seulement soulève la tumeur, mais encore la roule sur son axe en allongeant et tordant son pédicule), à l'exploration d'une tumeur très mobile (Olshausen), au changement de la position ou à l'évacuation du kyste, aux mouvements brusques accidentels (Spencer Wells).

Une autre cause importante, défendue par Vercontre, est celle de l'accroissement inégal des différentes parties du kyste; à la suite de ce fait, le centre de gravité du kyste se déplace et le fait pivoter sur son axe. La partie inférieure, par exemple, subissant un accroissement rapide, pourrait amener un mouvement de bascule en arrière de toute la tumeur.

La longueur du pédicule, le peu de volume et le poids de la tumeur peuvent être considérés comme des causes prédisposantes principales de la torsion. Pour certains auteurs, on peut l'observer également des deux côtés; pour d'autres, le côté droit est plus prédisposé que le gauche.

D'après Freund (de Berlin) et Terrier (3) (en France), la torsion du pédicule aurait une conséquence favorable; il en résulterait une diminution progressive de la tumeur par oblitération vasculaire. L'auteur berlinois a même proposé d'in-

(1) Terrillon, *De la torsion du pédicule des kystes de l'ovaire* (*Rev. de chir.*, 1887).

(2) Thornton, *Rotation of ovarien tumours* (*Amer. Journ. of the med. sciences*, octobre 1888, p. 357).

(3) Terrier, *in* Duplay et Reclus, *Traité de chir.*, t. VIII, p. 642.

citer ce processus curateur en pratiquant la ligature pédicu-
laire des kystes inopérables. Un cas, où l'ovariotomie ne sem-
blait pas indiquée, a été traité par ce procédé, la tumeur a
bien diminué en l'espace de quatre semaines.

Toutefois la torsion lente donne lieu à l'inflammation de la
tumeur et à la production d'adhérences ; la torsion subite et
complète est suivie d'une douleur vive, instantanée ; aussitôt
une péritonite d'intensité variable se déclare avec vomissements fréquemment répétés et une exagération du pouls. Si la
réaction péritonéale est forte, la mort s'ensuit, soit par péritonite, soit par hémorragie intra-kystique, soit par occlusion
intestinale ; mais parfois les accidents se dissipent peu à peu,
et au bout de vingt à trente jours tout rentre dans l'ordre. Si
la torsion est telle que la circulation soit complètement abolie,
on observe ou bien le sphacèle des parois kystiques, ou bien
la rupture du pédicule ; le kyste, dans ce dernier cas, reste
libre dans la cavité abdominale.

Quant au mécanisme des hémorragies, on pourrait les expliquer de la façon suivante :

Les veines étant comprimées les premières, la circulation
en retour se trouve supprimée, et l'apport du sang artériel
continuant à se faire, il se produit des congestions très in-
tenses de la tumeur, d'où hémorragies quelquefois mor-
telles.

La torsion et tous les accidents qui l'accompagnent peuvent
se produire plus d'une fois chez la même personne, à des in-
tervalles variables.

Quel peut être le pronostic de la torsion du pédicule ?
Terrillon (1), au Congrès de chirurgie de 1886, en répondant
à cette question, a distingué quatre catégories de ces cas :

_____

(1) Congrès de chirurgie, 2ᵉ session et *Revue de chirurgie,* novembre 1886,
p. 750.

1° Cas dans lesquels la torsion se fait si lentement qu'elle ne se traduit par aucun accident.

2° Cas qui s'annoncent par des accidents légers ou par des douleurs, du météorisme, et qui prennent la même marche que les précédents. C'est dans ces cas qu'on peut voir le kyste diminuer et même disparaître par résorption lente.

3° Des cas aigus qui s'annonceraient par des accidents graves, mais de peu de durée.

4° Des cas d'étranglement rapide et complet qui s'accompagnent d'accidents péritonitiques très graves et souvent mortels (rupture du kyste, hémorragie intra-kystique). Notons dès maintenant que dans ces cas l'indication d'intervenir immédiatement et sans ponction préalable est formelle.

Nous ajoutons dans notre travail une intéressante observation (V) recueillie à la clinique de M. le professeur Tédenat. Cette observation est remarquable par la coïncidence de la torsion d'un kyste pédiculé et de sa perforation avec suppuration de son contenu, suppuration causée par la propagation d'une infection salpyngienne. La torsion et la perforation du kyste suppuré ont donné lieu à des accidents péritonitiques graves et, malgré l'intervention, la malade succomba.

RUPTURE DU KYSTE. — Cet accident est plus fréquent dans cette classe de kyste que dans les autres. Le Dr Camus (*Arch. méd.*, 1845) a fait le premier travail sur cette complication. Mais la question a été bien étudiée par Mlle Waïte (1) et Nepwen (2) qui a réuni dans son travail les observations isolées de Moriceau, Addison, Bonfils, Nélaton, Duncan, Gosselin, etc.

Nous distinguerons deux catégories des causes qui produisent cet accident. D'une part les ruptures par causes mécaniques (traumatismes, efforts), et d'autre part les ruptures spon-

(1) Mlle Waïte. *Thèse de Paris*, 1883.

(2) Nepwen. Rupture des kystes de l'ovaire. *Ann. de Gynécologie*, 1875, p. 14, t. IV.

tanées qui se produisent indépendamment de toute cause extérieure appréciable.

Dans la première catégorie rentrent les ruptures produites par un coup violent reçu sur le ventre, par une chute faite par la femme d'un lieu plus ou moins élevé, l'abdomen portant sur un corps dur, par un effort quelconque comme dans le cas de Sänger qui a vu un kyste se rompre sous l'influence des efforts de vomissements durant l'anesthésie sur la table même de l'opération avant l'incision abdominale. Un cas semblable a été rapporté par Adrien Pozzi. Les efforts d'expulsion au moment du travail peuvent donner lieu à une rupture (observations du Dr Brewer, la rupture a eu lieu dans le vagin, *Med. Times*, 1878). L'administration d'un purgatif a pu être la cause d'une rupture de kyste dans l'observation de Prengrueber cité dans la thèse de Mlle Waïte, p. 98. D'autres fois un éclat de rire, comme chez la malade de Morgagni, ou une course rapide de la femme (cas d'Abernethy).

Un cas remarquable est celui rapporté par Satterthi Waïte : une femme qui traversait la rue tomba et se trouva sous les pieds d'un cheval. L'un des pieds de l'animal se posa exactement sur le milieu du kyste, qui ne tarda pas à se rompre sous cette pression énorme. La femme se remettait et ne mourrait que six ans plus tard (1).

Dans la catégorie de rupture spontanée rentrent celles qui se produisent à la suite d'une lésion inflammatoire ou suppurative du kyste, ainsi qu'à la suite de la dégénérescence graisseuse de ses parois. Enfin parfois la perforation du kyste est précédée de la torsion de son pédicule. Notre observ. V citée plus haut en est un bel exemple.

Le plus souvent la rupture se fait dans la cavité abdominale, et alors, si le liquide n'est pas très irritant, il peut se résorber, sans grands accidents ; dans la moitié des cas la

---

(1) Mlle Waïte, Thèse de Paris, 1883, p. 97.

mort en est la conséquence : elle est due soit à la résorption des liquides morbides, soit à une péritonite aiguë.

D'autres fois la rupture se fait dans l'intestin (côlon, rectum), et la guérison peut en résulter, ou dans l'estomac (cas de Portal), et alors des vomissements très abondants se produisent rarement la rupture se fait dans la vessie ou le vagin ou même dans les trompes et l'utérus.

Pour que le contenu du kyste se verse dans un organe voisin, il faut, c'est clair, que des adhérences antérieures unissent le kyste à cet organe.

La rupture s'annonce par une sensation éprouvée par la malade, « quelque chose qui cède à l'intérieur du ventre », par une douleur vive, une défaillance, une menace de syncope, la disparition brusque de la tumeur et la présence d'un liquide libre dans le ventre. Ensuite la malade se remet de l'émotion et de cette faiblesse momentanée, et dans les cas favorables tout rentre dans l'ordre.

Dans beaucoup de cas, il survient le surlendemain, ou le troisième jour, rarement plus tôt, une réaction très exagérée, qui dure quelques jours et disparaît ensuite, laissant la malade complètement guérie, au moins provisoirement. Cette évacuation par les reins n'a lieu que dans les cas où le liquide épanché est séreux. Mais les conséquences de la rupture du kyste ne sont pas toujours sans gravité, nous avons vu que la malade peut mourir par péritonite aiguë ou par intoxication lente. Nous savons aussi que des cas ont été signalés où la rupture a été causée par une hémorragie intra-kystique, circonstance dans laquelle le pronostic est très grave.

D'autres fois, la mort a eu lieu par choc, subitement, à la suite de la rupture. Selon Barnes, ceci s'expliquerait par l'interruption brusque de l'équilibre dans la circulation dans les cas où le liquide fait irruption dans la cavité abdominale et en grande quantité.

V

INFLUENCE DU KYSTE DERMOÏDE
SUR LA GROSSESSE ET DE LA GROSSESSE SUR LE KYSTE

Nous avons dit que la conception n'est pas entravée par la grossesse. Une femme ayant un kyste dermoïde de l'ovaire peut devenir facilement enceinte, si l'autre ovaire est sain; mais des accidents parfois très graves peuvent survenir, soit pendant la grossesse, soit pendant l'accouchement. Une tumeur de petite dimension n'apportera aucune entrave à la grossesse. Pinard a observé un fait où, malgré une tumeur ovarienne, la femme a pu mener à terme jusqu'à cinq grossesses. Mais si la tumeur est volumineuse, pas suffisamment mobile, elle ajoute son action à celle de l'utérus gravide, pour donner naissance aux phénomènes de compression (œdème, troubles du côté de la vessie et du rectum, dyspnée), aux avortements, aux accouchements prématurés. La statistique de Kemy donne une mortalité de 23 pour 100 pour la mère, et de 30 pour 100 pour l'enfant.

Pendant l'accouchement, la tumeur peut d'abord influer sur la durée du travail; en refoulant l'utérus gravide sur l'un des côtés de l'abdomen, il l'oblige à prendre une position oblique, il s'ensuit une irrégularité, des contractions utérines, et d'autres fois une présentation vicieuse. Ce n'est là qu'une dystocie légère, et si la tumeur est peu volumineuse, très mobile et à longs pédicules, elle remontera au moment de l'expulsion dans la cavité abdominale et l'accouchement se fera sans aucun accident. Souvent même, la tumeur remonte au-dessus du détroit supérieur dans les derniers temps de la grossesse, et alors l'accouchement se fait comme si la tumeur n'existait pas. Mais dans les cas des grands kystes à consistance ferme et qui ont en même temps beaucoup d'adhérences, la sortie du fœtus devient vraiment impossible. Cette obstruction de la filière génitale peut provoquer une rupture utérine; d'autres fois, c'est le kyste qui se rompt sur l'influence de la pression qu'exerce sur lui l'utérus, et des hémorragies graves dans l'un et l'autre cas en sont les conséquences. On a même cité certains cas où la pression du fœtus et de la tumeur a été telle, que la rupture du périnée, de la paroi supérieure du vagin et d'une partie de la cloison recto-vaginale s'ensuivit.

Quelle est maintenant l'influence de la grossesse sur le kyste?

Sous cette influence, le plus souvent le développement du kyste s'accentue, rarement il reste stationnaire, en outre le voisinage de l'utérus gravide prédispose pour ainsi dire le kyste aux complications dont nous avons déjà parlé. La torsion du pédicule, la rupture du kyste, les hémorragies et les suppurations des kystes sont beaucoup plus fréquentes pendant la grossesse.

En somme, la coïncidence du kyste dermoïde et de la grossesse est d'un pronostic grave; toutefois cette gravité dépend du volume de la tumeur, de son siège et de la conduite tenue pendant l'accouchement.

VI

PRONOSTIC

Les kystes dermoïdes de l'ovaire sont d'une pronostic moins grave que tous les autres kystes du même organe, néanmoins fréquemment ils finissent par tuer les malades. Autrefois on les considérait de nature complètement bénigne, et la mort, si elle survenait, n'était attribuée qu'à l'épuisement, à la péritonite ou la septicémie, dues à la rupture du kyste, à son inflammation ou à la torsion de son pédicule et la suppuration de son contenu. Ils étaient graves par leurs complications et non par eux-mêmes. Mais les idées ont changé depuis. Il est vrai que la marche des kystes dermoïdes est beaucoup plus lente que celle de tous les autres kystes ovariens ; T. Franc cite une femme qui portait son kyste depuis l'âge de treize ans et qui l'avait jusqu'à l'âge de quatre-vingt-huit ans. Une autre femme dont parle Olshausen portait son kyste depuis dix-neuf ans. Il n'est pas moins vrai que la guérison spontanée absolue ou relative n'est pas impossible ; nous avons vu que la rupture intrapéritonéale peut, après résorption du liquide, amener une guérison plus ou moins définitive ; de même la rupture dans un organe voisin, ou la torsion du pédicule qui amènerait une diminution progressive de la tumeur et son atrophie. Mais ce sont là des terminaisons très rares avec lesquelles il ne faut pas compter. Le kyste dermoïde, aussitôt diagnostiqué, doit être opéré, car, en dehors des complications très graves auxquelles il peut donner lieu et que nous avons passées en revue, on a observé que ces kystes sortent souvent du cadre des tumeurs bénignes pour devenir malignes. C'est une nouvelle complication, si on veut, que cette transformation.

On a remarqué, en effet, des cas où un kyste de l'ovaire dermoïde, que l'on croyait de nature bénigne, ne tarda pas à récidiver et fut fatal au bout de quelques mois d'une guérison apparente. A quoi tient cette récidive? Elle tient soit à une dégénérescence épithéliomateuse, soit à une généralisation de la tumeur. Nous nous expliquons.

On a remarqué que les kystes dermoïdes peuvent, à un moment de leur développement, devenir le point de départ d'un épithélioma susceptible lui-même de s'étendre à l'intestin et dans toute la cavité abdominale.

La tumeur, ainsi transformée de bénigne en maligne, prend les symptômes et la marche de cette dernière, et conduit, dans un espace de temps relativement court, à la cachexie et à la mort.

Les observations sont rares, il est vrai, mais le fait n'en est pas moins certain, et nous ne saurions insister suffisamment sur cette question que les chirurgiens doivent avoir toujours présente à l'esprit. Nous n'avons plus le droit de dire aujourd'hui, après avoir diagnostiqué une tumeur dermoïde de l'ovaire : c'est une tumeur bénigne, il n'y a pas de danger immédiat, attendons. Non ! il ne faut pas attendre, parce que, nous le répétons, le dermoïde ovarien peut se transformer en tumeur épithéliomateuse, c'est-à-dire la plus maligne de toutes les tumeurs.

Tauffer a pu réunir neuf observations de ce genre, et dans toutes le diagnostic avait été confirmé par l'examen histologique.

Nous avons recueilli un certain nombre d'observations

qui font foi de cette dégénérescence carcinomateuse du kyste primitivement dermoïde. La première est due à M. Thumin, qui l'a recueillie à la clinique de M. C. Landau, et publiée à la *Semaine Médicale*, 1897, p. 432.

La seconde et la troisième sont tirées de la thèse de Poupinel (Paris, 1886), sur la généralisation des kystes et tumeurs épithéliales de l'ovaire.

La quatrième nous est communiquée par notre excellent maître M. le professeur Tédenat.

L'examen histologique de la tumeur de cette dernière observation a été fait par le regretté professeur de notre Faculté, M. Kiener, et avait parfaitement confirmé sa nature dermoïde et la transformation épithéliomateuse.

Les caractères cliniques qui font reconnaître cette dégénérescence cancéreuse sont, d'une part, le développement rapide que prend une tumeur existant déjà depuis longtemps, et, d'autre part, la cachexie cancéreuse.

Nous avons dit que la récidive d'un kyste dermoïde opéré peut tenir à une généralisation de la tumeur. C'est qu'en effet les kystes dermoïdes de l'ovaire peuvent donner naissance à des productions secondaires, de nature dermoïde.

Les deux observations suivantes, dues à Fraenkel, démontrent la possibilité de cette généralisation. Elle se fait probablement par greffe des éléments dermoïdes, après rupture d'une des poches kystiques et l'arrivée du contenu de cette poche dans le péritoine. D'ailleurs, de nombreux expérimentateurs, entre autre Masse (de Bordeaux), ont démontré que l'on peut à volonté faire développer, par greffe, chez les animaux, des kystes dermoïdes semblables à ceux que nous observons chez l'homme.

OBS. I. — **Kyste dermoïde de l'ovaire avec production dermoïde dans le péritoine.**

Dr Fraenkel, in *Wiener Med. Wochenschrifft*, n°s 28, 29 et 30, 1883.

Femme, trente-sept ans. Début deux ans, opérée le 9 décembre 1882. Kyste dermoïde de l'ovaire gauche. Tumeurs dermoïdes de l'épiploon et du péritoine, cheveux poussant librement dans la cavité péritonéale, tumeurs kystiques sessiles ou pédiculées. L'ovaire droit, également kystique, fut enlevé. Péritonite aiguë, mort le lendemain.

Autopsie. — Masses dermoïdes contenant quelques-unes des cheveux, le plus grand nombre seulement de la graisse, disséminées sur tout le péritoine, le foie, le méso-colon, les intestins, etc. Masses sébacées et chevelues libres dans le petit bassin. La tumeur ovarique contient des cheveux et de la matière sébacée. La face interne du kyste a l'aspect épidémique ou muqueux, suivant les places ; elle est soulevée par des tumeurs pleines de matière sébacée ou formées de tissus fibreux assez denses.

Examen microscopique. — Péritonite chronique généralisée. Les tumeurs épiploïques composées d'un stroma conjonctif lâche, très vasculaire, contiennent de nombreux follicules pileux mal développées. Dans aucune des tumeurs ovariques ou autres on ne trouve autre chose que des follicules pileux. Aucune glande sébacée, aucune autre particularité intéressante.

Observation II. — Femme, quarante et un ans, tumeur développée en quinze ans, opérée le 21 mai 1881, kyste dermoïde de l'ovaire droit avec végétations dermoïdes analogues dans le mésentère. Mort de péritonite aiguë le 23 mars.

Autopsie par le Dr Kollisko. — Nombreux kystes dermoïdes à contenu mélicérique de la grosseur d'un grain de chènevis à celui d'une noisette, sur le péritoine du petit bassin et le revêtement péritonéal de l'iléon, du cæcum et du côlon. Kyste dermoïde du volume d'une noix dans le cul-de-sac de Dou- glas. Kystes analogues de l'ovaire gauche et de la face pos- térieure du ligament large droit.

VII

DIAGNOSTIC

Lorsque, au moyen des éléments essentiels du diagnostic dont nous n'avons pas à parler ici, on a reconnu qu'il y a réellement une tumeur dans la cavité abdominale ou dans le petit bassin et que cette tumeur est ovarienne, est-il possible de se prononcer avec une certitude absolue sur la nature dermoïde de la tumeur? Avons-nous des signes spéciaux pour faire un diagnostic différentiel?

Avant d'entreprendre le diagnostic différentiel de la nature de la tumeur, il nous semble utile de passer en revue les différentes affections avec laquelle on pourrrait confondre une tumeur de l'ovaire. Il faudra, pour arriver à ce premier but, considérer le kyste de l'ovaire dans les divers stades de son évolution, parce que, comme l'a dit Nélaton, les causes d'erreur varient surtout avec le volume du néoplasme, lequel est, suivant les cas, petit, moyen, ou assez volumineux pour dépasser l'ombilic et remplir l'abdomen.

Au début, lorsque le kyste est petit et situé dans le petit bassin, le diagnostic avec les autres tumeurs ou les affections différentes du petit bassin est très difficile. On pourrait le confondre:

1° Avec un *noyau inflammatoire* du tissu cellulaire péri-utéro-annexiel ; cependant la marche de la maladie et la coexistance d'une affection de l'utérus ou des annexes pourraient aider à éviter l'erreur, d'autant plus que ce noyau inflammatoire est plus sensible à la pression et moins bien limité ; en outre, si la tumeur ovarienne est mobile, il est difficile de la prendre pour un noyau inflammatoire qui se rencontre toujours plus ou moins fixe. L'erreur serait possible s'il y avait coexistence de la tumeur et de l'inflammation, cette dernière pouvant déterminer la fixation du kyste. Mais alors en cherchant la présence ou non du syndrome de l'inflammation on éviterait l'erreur.

2° Avec une *hématocèle pelvienne*. — Ce qui caractérise l'hématocèle, c'est qu'elle commence toujours par être fluctuante ; plus tard, elle devient dure ; elle est plutôt diffuse, tandis que le kyste est circonscrit ; en plus, l'hématocèle apparaît subitement et provoque une réaction inflammatoire du côté du péritoine. Rien de tout cela dans le cas de kyste. Ce que nous avons dit dans le cas précédent à propos de la mobilité, s'applique parfaitement ici.

3° Avec une *tumeur des trompes*. — Ici le diagnostic est bien difficile, sinon impossible. Cependant, si la tumeur est bilatérale, on pencherait en faveur de la tumeur des trompes, quoique les kystes dermoïdes bilatéraux aient été observés. Dans le doute, on attendra l'évolution de la maladie.

4° Avec une *grossesse extra-utérine*. — Le gonflement des mamelles et la coexistence de l'aménorrhée seront une garantie contre l'erreur. Souvent on sera obligé d'attendre pour se prononcer.

5° Avec une *rétroflexion de l'utérus gravide*. — Cette affection a un mode d'évolution et des symptômes propres qui n'ont rien à voir avec la symptomatologie habituelle des kystes ovariques ; ensuite les tentatives de réduction et les signes de la grossesse commençante achèveront de dissiper le doute.

6° Avec un *fibrome sous-péritonéal*. — Mais celui-ci, le

plus souvent, est sessile et immobile. Il est presque impossible de diagnostiquer un fibrome pédiculé et mobile.

Jusqu'ici nous avons étudié le diagnostic du kyste ovarien comme tumeur pelvienne. Prenons-le maintenant dans le cas où il acquiert un volume plus considérable, où il s'élève au-dessus du pubis jusqu'au niveau de l'ombilic ou même dépasse ce niveau et remplit toute la cavité abdominale. Les principales affections avec lesquelles on pourrait le confondre dans cette seconde catégorie de cas, sont :

1° *La grossesse*. — Prendre une grossesse pour un kyste est une erreur, on le conçoit, très grave, qui cependant a été commise plus d'une fois, même par les plus grands chirurgiens ; ainsi Sversen rapporte un cas où il s'agissait d'une grossesse avec hydramnios ; on croit à un kyste, on pratique la laparotomie et la femme succombe. Pozzi (1) lui-même n'a pu diagnostiquer un kyste qu'après la laparotomie exploratrice ; la grossesse s'était poursuivie sans accident.

Ces erreurs tiennent à ce que les symptômes gastriques, mammaires et nerveux de la gravidité se rencontrent souvent en dehors de toute grossesse chez des femmes atteintes de tumeurs ovariques. Il faut donc, dans les cas douteux, remettre l'opération en attendant les signes de certitude, sans se contenter des signes de probabilité. On cite des observations où de faux signes de certitude ont induit en erreur les praticiens. Telle l'observation de P. Delbet (2) où un accoucheur des plus distingués croyait avoir entendu des bruits de cœur fœtal, tandis que lui (Delbet), convaincu par l'examen direct de l'indépendance de l'utérus et de la tumeur, avait diagnostiqué un kyste dermoïde et opéré la malade. Tel aussi le cas de Lawson Tait qui a opéré avec succès une jeune fille chez

---

(1) Pozzi, *Traité de gynécologie.*

(2) Delbet, *in* Duplay et Reclus, *Traité chir.*, t. VIII, p. 656.

laquelle quatre praticiens, « hommes d'expérience », avaient pris pour un battement du cœur fœtal les bruits intestinaux à caractère rythmique.

Il faut donc songer toujours à une grossesse possible, lorsqu'on est en présence d'une tumeur abdominale de nature douteuse, et attendre. Pinard (1) a dit « qu'il y a toujours à faire un diagnostic différentiel entre un utérus gravide et une tumeur abdominale quand les signes de la grossesse ne sont pas évidents. On recherchera toujours avec le plus grand soin les modifications gravidiques du col et surtout le ballottement, et, vers la fin de la grossesse, l'engagement d'une portion fœtale dans la région supérieure du bassin. »

L'inverse du cas précédent peut se produire, c'est-à-dire prendre un kyste pour une grossesse.

La coexistence d'un kyste et de la grossesse a été plusieurs fois méconnue. On l'a confondu avec une grossesse gémellaire, une grossesse simple avec hydramnios, une grossesse extra-utérine.

On tâchera de s'assurer en premier lieu de l'existence de la grossesse par ses signes spéciaux et ensuite on s'occupera de la tumeur et de sa nature.

2° *L'ascite.* — L'erreur est possible si une ascite remplit tout le ventre. Mais dans ce cas on se souviendra que l'ascite est caractérisée par un ventre plutôt étalé, tandis qu'il est proéminent pour les kystes.

La percussion donne pour les kystes une matité à ligne concave en haut et occupant les parties déclives de l'abdomen. Un autre point caractéristique de la matité ascitique, c'est qu'elle change de place suivant les positions qu'on fait prendre à la malade.

La sensation de flot dans les cas d'ascite est transmise

(1) Art. GROSSESSE, *in* Dict. encycl. des sciences médicales, 2e série, t. XI.

d'un côté du ventre à l'autre ; elle est limitée pour les kystes et très souvent elle manque.

Les œdèmes sont plus fréquents dans l'ascite.

Pour éviter l'erreur, on cherchera la cause possible de l'ascite supposée par l'examen du cœur, du foie. Malgré toutes ces données, le diagnostic est parfois très épineux. On aura recours alors à l'examen du liquide abdominal après ponction. On sait en effet que le liquide ascitique est spontanément coagulable, et ne contient pas habituellement des cellules épithéliales ni des cristaux de cholestérine.

On pourrait encore confondre le kyste avec :

3° *Un corps fibreux de l'utérus.* — L'erreur est beaucoup plus possible dans les cas des kystes ovariques dépourvus de pédicules ; les mouvements qu'on imprime alors à l'utérus se transmettent au kyste, tout comme pour les fibromes. Il faudra donc pratiquer un examen bimanuel et rechercher les connexions de la tumeur avec l'utérus ; la consistance de la tumeur, qui est dure dans les cas de fibrome, est fluctuante pour les kystes, en partie il est vrai. Cependant il ne faudra pas trop se baser sur les caractères de la consistance, car les petits kystes ne sont pas fluctuants, et au contraire les gros fibromes qui ont subi la transformation kystique peuvent donner de la fluctuation.

L'examen de la cavité utérine pourrait donner quelques indices, parce qu'elle est agrandie notablement dans les cas de fibrome, ce qui est exceptionnel pour les kystes.

4° *Une vessie bien distendue* et remontant jusqu'à l'épigastre a été prise pour un kyste de l'ovaire. Il sera donc utile de commencer toujours par faire le cathétérisme de la vessie. Pozzi avait été appelé pour faire une ponction de kyste, dans le cas où il s'agissait d'une distension vésicale. Lunet rapporte un cas analogue.

5° *Les tumeurs des reins* ont été la source de nombreuses

erreurs de diagnostic ; il faut se rappeler qu'ici la tumeur est située dans l'hypochondre et ne descend pas jusqu'au pubis, dont elle est séparée par un espace vide. A la percussion, on trouve de la sonorité due à l'interposition du côlon entre la tumeur et la paroi abdominale, quelquefois on recherchera le ballottement vésical. L'examen des urines pourrait donner des renseignements utiles. L'examen de la région rénale par l'introduction de la main dans le rectum, suivant le procédé de Simon (d'Heidelberg), le cathétérisme des uretères, ne devraient pas être négligés en dernier lieu ; enfin, l'interrogatoire de la malade qui vous renseignera sur le point de départ du mal.

6° *Une tumeur stercorale* pourrait simuler un kyste. L'administration d'un purgatif lèvera le doute.

Nous ne pouvons que mentionner les erreurs qui peuvent être commises en prenant pour un kyste, une tumeur du foie, de la rate, du mésentère ou de l'épiploon, d'un équinocoque de la cavité abdominale ; ces cas sont rares et d'un diagnostic souvent impossible.

Le diagnostic d'un kyste de l'ovaire étant fait, ce qui nous intéresse particulièrement c'est de déterminer sa nature dermoïde. Comment pourrions-nous arriver à ce résultat et quelles sont les autres tumeurs kystiques de l'ovaire avec lesquelles on pourrait le confondre ?

Prenons d'abord les dermoïdes et examinons quels sont ses caractères distinctifs, les symptômes propres à cette variété des kystes.

Nous savons que les kystes dermoïdes sont généralement petits, leur volume ne dépasse pas ordinairement celui d'une orange ou d'une tête de fœtus ; néanmoins cette thèse générale souffre des exceptions, puisqu'on a vu et opéré des kystes dermoïdes d'un volume considérable. Tel le cas de Laroyenne et Fochier, où la tumeur avait le volume pouvant correspondre à deux ou trois litres de liquide. Péan a opéré un dermoïde contenant 20 litres de liquide et ayant un poids de 5500 grammes.

Giraldès cite des faits analogues.

La marche des kystes dermoïdes est moins rapide que celle des autres tumeurs ; ils peuvent rester pendant fort longtemps stationnaires, et les faits ne sont point rares, nous l'avons dit, où la durée de l'évolution de la tumeur a été de quatre ans, de dix ans, de dix-neuf ans (Olshausen).

Un autre caractère distinctif, c'est qu'on les rencontre surtout à la période de l'activité sexuelle de la femme entre vingt et quarante ans ; on sait aussi que les dermoïdes de l'ovaire ont une tendance à se porter toujours sur la ligne médiane même après avoir été déplacés (Küster). Rarement on pourra sentir le froissement des cheveux que la tumeur contient.

Un signe sur lequel Laroyenne (1) (de Lyon) a insisté tout particulièrement, est la présence et le caractère de douleurs tout à fait pathognomoniques. Cette particularité de la souffrance consisterait en son acuité et en sa superficialité, et d'abord elle se manifeste dès le début, violente, atroce, décelant quelquefois à elle seule la présence du néoplasme ; souvent elle disparaît assez rapidement pour faire place à une douleur sourde, donnant à la malade la sensation d'un corps étranger suspendu dans l'excavation. Elle est tantôt continue et aiguë, tantôt sourde et paroxystique ; néanmoins elle peut présenter des rémissions d'une durée plus ou moins longue. Mais ce qui la caractérise surtout, c'est sa superficialité. Un léger pincement des téguments superficiels, un simple frôlement provoquerait une douleur extrême. Cette douleur siège donc, non plus dans la tumeur, mais dans le revêtement cutané le plus extérieur, puisque, si on soulève en masse la paroi abdominale, elle diminuera d'intensité.

(1) Julhiet, Thèse de Lyon, 1895.

Ces deux caractères, superficialité et violence de la douleur, feraient croire au praticien à une phlegmasie péritonéale. Julhiet insiste sur ce caractère et il apporte à l'appui deux observations dont l'une est recueillie par M. Larriné dans le service de Laroyenne, l'autre est reproduite dans la thèse de Lesourd (1).

Un autre signe spécial des dermoïdes de l'ovaire est celui fourni par la palpation. En effet, tandis que dans les kystes séreux on obtient une sensation de flot, un choc en retour, très caractéristique, dans les dermoïdes on rencontre une dureté générale, une forme irrégulière donnant à la palpation la sensation de nodules cartilagineux ou osseux, surtout quand la femme est jeune et blonde (Spencer Wells).

Nous aurons tout dit, si nous ajoutons le signe de Pozzi, qui consiste en la possibilité de faire des impressions dans la tumeur remplie de matière graisseuse à travers la paroi abdominale, et le cri-de-neige perçu plutôt par les doigts que par l'oreille et dû au déplacement des matières colloïdes du kyste (Olshausen).

De tous ces signes pris isolément, pas un n'est, quoiqu'on dise, réellement pathognomonique. Chacun offrira une certaine probabilité en faveur des dermoïdes, et c'est au chirurgien d'en rechercher et trouver un certain nombre, sinon tous, pour arriver à se faire une conviction.

En réalité, seul l'examen, après ponction exploratrice du contenu du kyste, pourra donner des renseignements qui permettraient de poser un diagnostic sûr. Quant au reste, les kystes dermoïdes n'ont rien de réellement particulier qui puisse les distinguer des autres kystes ovariens. Comme eux ils peuvent présenter toutes les complications et tous les acci-

(1) Lesourd, Thèse Paris, 1894.

dents dont nous avons longuement parlé: torsion du pédicule, rupture, inflammation, suppuration, etc.

Mais cette ponction exploratrice, doit-on la faire pour assurer un diagnostic? Ici les opinions sont partagées. Défendue par Lannelongue et Achard, par Kœberlé, Segond et Duplay qui dit que c'est une faute grave de s'en abstenir, cette opération, qui peut présenter de graves inconvénients, vu la possibilité d'infection, a été formellement rejetée par Stilling qui la considère comme un crime. Lawson Tait la regarde comme plus périlleuse qu'une incision exploratrice et il ne la pratique plus aujourd'hui que lorsqu'il s'agit de soulager la malade dans les cas où l'enlèvement de la tumeur est impossible.

Les autres tumeurs presque toujours malignes (kystes glandulaires, papillaires) se distinguent par une marche rapide et un état général qui est mauvais. Les œdèmes précoces, l'amaigrissement, la cachexie, la rapidité du développement plaideront pour les kystes malins.

Une ascite un peu abondante indiquera plutôt une tumeur maligne qu'un dermoïde, ce dernier s'accompagnant très rarement d'ascite.

Quant à l'hypoazoturie comme signe certain de malignité (Thiriar), nous dirons, avec Kirmisson (1) et Robin, qu'on ne saurait lui accorder une valeur diagnostique, car un grand nombre d'autres états pathologiques de l'organisme aboutissent au même résultat.

Nous voyons ainsi que le diagnostic d'un kyste de l'ovaire et de sa nature est parfois très difficile. Le chirurgien devra concentrer toute son attention sur les caractères de la douleur, la maladie, sur les particularités fournies par la palpation, sur le volume de la tumeur, etc., etc., pour pouvoir arri-

---

(1) Kirmisson, *L'urée dans le cancer* (Congrès de chir., 1re session, compte rendu des séances, p. 166).

ver à un résultat satisfaisant, à un diagnostic différentiel à peu près sûr.

Dans les cas douteux, on n'hésitera pas à pratiquer la laparotomie exploratrice sous le couvert d'une antisepsie très rigoureuse.

VIII

PATHOGÉNIE

Nous n'avons pas l'intention d'entreprendre l'étude détaillée et discuter un sujet aussi difficile et obscur que la pathogénie des kystes dermoïdes de l'ovaire. Le dernier mot n'est point encore dit sur cette question délicate. De tout temps elle a exercé la sagacité des pathologistes.

Nombreuses théories ont été suivies depuis Meckel (*Arch. f. Physiol.*, Halle, 1815) jusqu'à nos jours, sans qu'une solution complète et définitive ait pu résoudre ce problème épineux.

Nous ne ferons que passer en revue les différentes théories et nous enverrons le lecteur désireux d'une étude spéciale de la question à la thèse soutenue à Paris, en 1852, par Ch. Répin (*Origine parthénogénétique des kystes dermoïdes de l'ovaire*).

Les théories sur la pathogénie des kystes dermoïdes sont au nombre de sept. Nous les diviserons avec Répin en :

1° Théories compatibles avec la présence des parties embryonnaires dans les dermoïdes de l'ovaire ;

2° Théories qui ne peuvent se concilier avec la présence de ces mêmes parties.

Dans la première catégorie rentrent :

a) La théorie de la grossesse extra-utérine ;

b) La théorie de l'inclusion fœtale.

Dans la seconde catégorie rentrent :

a) La théorie de l'enclavement ;

b) La théorie de la non-spécificité cellulaire ;

c) La théorie de la spécificité cellulaire ;

d) La théorie des propriétés spéciales des cellules ou théorie de Waldeyer ;

e) La théorie de la parthénogénèse.

La première de ces théories, celle de la *grossesse extra-utérine*, a vécu. Personne aujourd'hui ne songera à la défendre puisqu'on a trouvé des kystes dermoïdes chez des jeunes filles vierges et chez les enfants, et même chez des femmes à malformations congénitales telles, qu'elles excluaient toute possibilité de fécondation.

La théorie de l'*inclusion fœtale* ou de diplogénèse a été soutenue par St-Hilaire (1) ; d'après elle, les vestiges de l'embryon contenu dans les kystes dermoïdes représentent les restes non d'un fils du sujet qui est porteur, comme dans la théorie précédente, mais d'un frère. Mais, si on admet cette façon d'être, comment expliquer alors le nombre de dents considérable (300 avons-nous dit) trouvées dans un seul kyste, et ensuite, si cette théorie était la vraie, on devrait trouver les dermoïdes ovariens beaucoup plus fréquemment à une époque voisine de la naissance, tandis que toutes les statistiques prouvent que le maximum de fréquence se rencontre vers l'âge de vingt à quarante ans. En outre, il existe des observations de kystes dermoïdes trouvés chez des femmes dont l'ovaire, examinée au cours d'une opération antérieure, avait été trouvé sain.

En partie, cette théorie pourrait être soutenue ; nous voulons parler des cas où on a trouvé des kystes dermoïdes même très volumineux, et renfermant des vestiges embryonnaires chez les nouveau-nés. Mais ces cas sont très rares.

(1) St-Hilaire, *Traité de tératologie*, t. II, p. 536.

La théorie de la *spécificité cellulaire* et la théorie de la *non-spécificité cellulaire*, qui en somme n'en font qu'une, sont tombées dans l'oubli.

La première, imaginée par Lebert, a été défendue par Virchow et Conheim. Elle voulait que toutes les tumeurs, quelles qu'elles soient, soient nées sur place et dérivent des *cellules indifférentes* au tissu conjonctif, ou des globules blancs. Lorsque ces cellules indifférentes se développent dans une seule direction, elles fournissent des tumeurs histologiquement simples ; lorsqu'elles se développent dans plusieurs directions, elles forment des tumeurs tératoïdes dont les dermoïdes font partie.

Cette théorie, créée autrefois pour toutes les tumeurs hétéromorphes en général, a perdu de son intérêt depuis que les recherches ultérieures ont orienté dans une autre direction l'étude des tumeurs hétéromorphes, et ne doit pas être conservée pour les dermoïdes ovariques seules.

De même la seconde de ces théories, créée par Bard (1). D'après cet auteur, toute cellule embryonnaire est une cellule complexe (*cellule nodale* de Bard) qui peut produire les tissus les plus variés.

« Dans ma manière de voir, dit Bard, les kystes dermoïdes de l'ovaire ne sont qu'un cas particulier de tumeurs à tissus multiples. Celles-ci sont de véritables tumeurs indépendantes de toute fécondation, de même que de toute parthénogénèse, et ne diffèrent des tumeurs à tissu unique, que par la raison d'avoir pris naissance pendant la vie fœtale ; elles reconnaissent pour origine la multiplication pathologique, néoplasique d'une cellule complexe de l'embryon, apte à donner naissance à des tissus d'autant plus multiples qu'elle est située plus près de l'ovule primitif. On doit même admettre, en poussant

(1) Bard, *Gaz. hebd. de méd. et de chir.*, 1893, p. 521.

la théorie à ses dernières limites, l'existence de tumeurs prenant naissance de l'une des cellules nées de la première prolifération de l'ovule fécondé avant tout dédoublement, et pouvant dès lors produire par son développement ultérieur un véritable embryon monstrueux, qui ne se distinguerait d'une diplogénèse normale donnant naissance à des jumeaux que par le caractère imparfait et abortif du produit. »

Ainsi donc, pour Bard, la multiplicité des tissus observés dans un kyste dermoïde de l'ovaire est due à ce que la cellule qui a donné naissance à ce dermoïde a eu une situation très proche de l'ovule primitif. Plus cette cellule sera éloignée de ce dernier, moins la tumeur sera complexe.

Les tumeurs à tissu unique n'auraient leur origine que dans des cellules de l'organisme adulte.

Nous arrivons ainsi à théorie de l'*enclavement* qui est due à Verneuil. Elle considère les kystes dermoïdes comme dérivant du tégument cutané de l'embryon dont une portion restée pour ainsi dire en arrière pendant le développement fœtal se serait enclavée au sein des autres tissus et aurait par son accroissement ultérieur donné lieu à la formation du kyste (Lannelongue). Cette théorie est adoptée à l'heure actuelle par presque tous les auteurs ; mais il y en a qui la rejettent lorsqu'il s'agit de l'appliquer à la pathogénie des kystes dermoïdes de l'ovaire tout en l'acceptant pour les dermoïdes non ovariques.

Répin (1), dans sa thèse de doctorat, vient combattre cette théorie en disant que deux grandes difficultés s'opposaient à ce que les dermoïdes ovariens fussent considérés comme résultant d'un enclavement. La première, c'est qu'il n'existe aucun sillon, aucune scissure embryonnaire capable d'expliquer un enclavement de l'ectoderme au niveau de l'ovaire ; la

(1) Répin, Thèse Paris, 1892, p. 75.

seconde, c'est que l'ectoderme ne pourrait, à lui seul, fournir les tissus multiples que l'on rencontre dans les dermoïdes ovariens. Ces difficultés avaient paru insurmontables aux promoteurs de la théorie de l'enclavement ; aussi la question des dermoïdes ovariens avait-elle été réservée par eux.

Heschl (1) a dit qu'il serait peut-être plus sage de renoncer pour le moment à toute explication relative à la production des kystes dermoïdes. Cette théorie, si parfaite pour les dermoïdes simples comme ceux des sourcils par exemple, ne pouvait expliquer le développement des dermoïdes plus complexes, ceux de l'ovaire; il fallait, pour cela, admettre un enclavement, non seulement ectodermique, mais à la fois ecto, méso et endodermique.

Voici comment Lannelongue a modifié la première formule de cette théorie.

« Un accident de développement, dit-il, détermine l'enclavement d'éléments du feuillet corné dans les rudiments du corps de Wolff, alors que ces derniers sont très voisins de l'ectoderme, c'est-à-dire dans les premiers temps de la vie embryonnaire. Cet accident pourra intéresser en même temps les éléments d'autres parties d'embryon, par exemple des éléments des masses protovertébrales et même du feuillet interne, et cela d'autant plus facilement que ces parties sont encore très simples et réunies dans un espace extrêmement restreint, ce qui les rend plus solidaires les unes des autres et les expose davantage à ressentir les atteintes communes d'une même influence perturbatrice. Dès lors ces éléments divers ainsi déplacés, et qui dans l'embryon normal sont aptes à produire par différenciation successive des dents, des os, du cartilage, de la substance nerveuse, des glandes muqueuses, etc., etc., ces éléments embryonnaires encore indiffé-

_____

(1) Heschl, (*Entvickelung der ovár. Kystomen*, Bonn, 1868).

rents, pour ainsi dire, pourront, dans la production anormale, rencontrer les conditions particulières qui déterminent normalement ces différenciations. Ils évolueront en tissus variés sous l'influence de ces conditions spéciales que l'histologie n'a pas encore déterminées et qui sont absolument inconnues. Il résultera de ce développement un kyste dermoïde de l'ovaire renfermant des produits complexes. »

Pozzi (1) se rattache aussi à la théorie de l'enclavement, et il dit que les recherches de His sur le cordon axile, au dépens duquel, d'après lui, se développent les parties génitales, permettent de mieux comprendre encore la complexité des éléments qu'on rencontre dans les kystes dermoïdes de l'ovaire. Il n'y a que les organes, à la formation desquels prennent part tous les feuillets blastodermiques, qui participent à celle du cordon axile. Il est impossible d'y différencier par la dissection les divers feuillets germinatifs, et l'on conçoit, par suite, que, dans l'ovaire comme dans le testicule, puissent s'égarer des parties qui correspondent au feuillet corné, au tube médullaire (épithélium vibratile), ou au feuillet moyen (muscles, etc.).

Quant à la réunion des kystes prolifères de l'ovaire aux kystes dermoïdes, et les transitions qui existent en ces sortes de kystes, voici comment Lannelongue (2) les explique : « Il faut bien admettre aussi que l'évolution de ces tissus étrangers provoque dans l'organe qui en est le siège certaines modifications de structure et certaines altérations de voisinage indépendantes du développement embryonnaire, et qui, en s'associant aux tissus enclavés, viennent ajouter encore à la complexité de la production anormale. »

Cette ingénieuse théorie, qui en somme n'est qu'une simple

---

(1) Pozzi, *Traité de gynécologie*, 3e édition, p. 802.
(2) Lannelongue et Achard, *loc. cit.*, p. 128.

hypothèse, explique ainsi la formation des kystes dermoïdes et tous les cas complexes de ces kystes. Une obscurité règne sur le mode de développement des kystes fœtaux qui présentent des vestiges authentiques des parties fœtales. Lannelongue, pour expliquer la pathogénie de ces kystes fœtaux, adopte la théorie de diplogénèse qu'il n'abandonne pas ainsi complètement. D'après lui, ces productions bizarres participent à la fois des kystes et des monstres doubles. Dans leur génèse, la production des monstres doubles se trouve associée à celle qui détermine la formation des kystes. La part de chacune varie suivant les cas : à mesure qu'on s'élève dans la série, la duplicité monstrueuse tend à devenir le facteur prépondérant, et l'élément kystique diminue d'importance pour disparaître entièrement.

Il nous reste encore à parler de deux théories. La première, soutenue par Walteyer, pour qui la formation des kystes dermoïdes dépendrait tout simplement des *propriétés spéciales* qu'ont les cellules épithéliales de l'ovaire. C'est encore la théorie histogénétique que nous avons étudiée, mais elle est modifiée, et cette modification la rapproche sensiblement de la théorie parthénogénétique que nous étudierons en dernier lieu.

Les cellules épithéliales de l'ovaire, qui normalement donnent naissance, par l'intermédiaire de l'ovaire fécondé, à un embryon, pourrait, en vertu de leurs propriétés spéciales, produire sans fécondation et par un développement parthénogénétique, des tissus variés et notamment de l'épiderme. De la sorte, le développement des kystes dermoïdes doit être considéré comme parallèle à celui des kystes myxoïdes dans lesquels les cellules épithéliales suivent une évolution normale, tandis que dans les kystes dermoïdes ces cellules épithéliales obéissent à une évolution déviée reproduisant, non plus des éléments semblables à leurs cellules mères, mais des éléments qui revêtent le caractère épidermique.

Nous arrivons ainsi à la dernière théorie, la *théorie parthé-nogénétique* qui soutient que la majorité des kystes dermoïdes doivent leur origine au développement parthénogénétique de l'ovule.

Soutenue pour la première fois par Mathias Duval (*Communication à la Société biologique*, 1884, p. 583), cette théorie a été le sujet de la thèse de doctorat du Dr Repin.

Nous ne puisons à cet intéressant travail que les conclusions auxquelles l'auteur a essayé d'aboutir. Le débat, dit-il, se trouve circonscrit entre deux hypothèses: celle de l'inclusion fœtale ovarienne et celle de l'origine parthénogénétique. Bien que l'existence de l'inclusion ovarienne ne soit pas démontrée, et bien que l'étude de l'inclusion dite testiculaire ne soit même pas très favorable à cette hypothèse, puisqu'elle nous montre que le kyste fœtal parasitaire se trouve toujours en rapport, non pas avec la glande génitale elle-même, mais avec ses annexes, nous ne sommes cependant pas autorisés à affirmer que, parmi les kystes dermoïdes de l'ovaire, il n'y ait pas une seule inclusion. Nous croyons seulement qu'il doit y en avoir fort peu, et que cette interprétation doit être réservée à peu près exclusivement aux kystes dermoïdes congénitaux accompagnés des malformations de l'ovaire et de la trompe. C'est donc le développement parthénogénétique de l'ovule qui, comme l'a proposé Mathias Duval, nous semble devoir être invoqué pour rendre compte de l'origine de la très grande majorité des dermoïdes de l'ovaire.

Le segmentation du vitellus et la formation d'un blastoderme en dehors de toute fécondation sexuelle est un fait général dans toute la série animale. Ce phénomène qui, chez les articulés, par exemple, peut aller jusqu'à la génération d'un animal viable, semble se borner toujours, chez les vertébrés, à la formation d'une ou de deux assises de cellules blastodermiques. Or de nombreuses observations prouvent que, chez les mammifères à placenta, le blastoderme, possède une viabilité propre, indépendante de celle de l'embryon, due à ce que la couche externe du blastoderme ou ectoderme émet des villosités qui lui permettent de puiser dans l'organisme maternel les éléments nécessaires à la nutrition. Si l'on rapproche ce fait des caractères anatomiques des kystes dermoïdes de l'ovaire qui, généralement, ne comportent que les éléments de l'ectoderme, le premier en date des feuillets du blastoderme, rarement ceux de l'endoderme et exceptionnellement des parties embryonnaires ou même des embryons entiers, on reconnaîtra que la théorie parthénogénétique se présente avec de grandes apparences de vraisemblance.

Dans cette manière de voir, les kystes dermoïdes de l'ovaire résulteraient d'une dégénérescence spéciale de l'ovule associée le plus souvent — puisque ces kystes sont généralement mixtes, muco-dermoïdes, à une prolifération consécutive de l'épithélium du follicule de de Graaf ; ces kystes doivent être maintenus dans l'ordre des monstres parasites de Geoffroy Saint-Hilaire, qu'ils constituent à eux seuls, et l'élément dermoïde a la valeur et la signification d'un omphalosite caractérisé par ce fait que son système vasculaire est en communication, non avec celui d'un frère jumeau, mais avec celui de la mère.

IX

TRAITEMENT

Le seul traitement radical du kyste dermoïde de l'ovaire est l'ovariotomie. Aussitôt le diagnostic posé, le chirurgien fera tout son possible pour persuader à la malade que c'est là son salut. Toute autre intervention serait inutile ou même préjudiciable à la vie de la femme, à cause des diverses complications qui pourraient surgir.

Cependant on n'oubliera pas qu'il y a des cas où cette opération est contre-indiquée. En effet, il est des circonstances où des adhérences ou d'autres causes obligent le chirurgien à laisser le kyste dans le ventre. Il n'abandonnera point cependant la malade dans ces cas inopérables. Il peut avoir recours au traitement médical et au traitement palliatif.

Par le premier, il essayera de combattre l'affaiblissement progressif et de relever les forces de la malade. C'est alors qu'une alimentation convenable, les toniques, pourront être d'une efficacité indiscutable. On maintiendra en même temps autant que possible les fonctions digestives par l'emploi de stomachiques et de purgatifs légers suivant les indications qui se présenteraient. C'est le seul aide qu'on puisse demander à la médication interne.

Par traitement palliatif nous entendons certaines opérations qui aurait pour but de soulager les souffrances de la malade. C'est dans les cas où l'énucléation est impossible qu'on aura recours à la ponction. (Nous ne voulons pas parler de la ponction exploratrice qui, nous l'avons vu, est une opération détestable, mais de la ponction comme traitement palliatif.)

Elle a pour but de diminuer les douleurs dues à la compression qu'un kyste pourrait exercer sur les organes abdominaux. Dans tous les autres cas, elle doit être rayée de la thérapeutique des kystes dermoïdes. Il y a cependant un cas où elle pourrait être indiquée et rendre des services. C'est lorsque la grossesse vient coïncider avec le kyste qui s'oppose à la sortie de l'enfant pendant le travail. Mais nous y reviendrons lorsque nous parlerons du traitement du kyste compliqué de grossesse.

La ponction du kyste se fait soit par la paroi abdominale, soit par le vagin, dans les cas des petites tumeurs accessibles par cette voie. On a même (Tavignot) pratiqué la ponction par le rectum. Mais ces deux dernières voies sont condamnables à cause de l'infection et de la suppuration qui pourraient en résulter et qu'ici il serait beaucoup plus difficile à éviter.

Une autre opération incomplète, qui est indiquée dans les kystes impossibles à énucléer, est la marsupialisation qui consiste à fixer, après laparotomie, les bords de la poche kystique aux lèvres de l'ouverture abdominale, un drainage systématique de la cavité kystique, pouvant ainsi aboutir à son oblitération. Cette opération a été préconisée par Clay, Spencer Wells et Péan. Elle peut donner de bons résultats ; mais on a rarement occasion de l'appliquer pour les kystes dermoïdes.

Une autre intervention dont on ne parle plus et qui avait été recommandée par Bonnet est l'injection iodée.

L'électrolyse, qui a été si fréquemment employée autrefois, doit être proscrite, vu son inutilité et les dangers qu'elle présente.

La seule opération radicale du kyste dermoïde est donc l'o-variotomie. On doit la pratiquer de bonne heure, remettre l'intervention ce serait compromettre la vie de la malade ; d'une part, parce qu'elle est plus facilement praticable et présente moins d'adhérence, lorsque le kyste est petit, et d'autre part parce que, en remettant on expose la malade aux dangers et aux accidents des kystes tels que l'inflammation, la rupture, la torsion du pédicule et enfin la généralisation ou la dégénérescence cancéreuse de la tumeur.

Le travail de Poupinel conclut dans le même sens.

L'âge n'est pas une contre-indication. On a opéré avec succès des enfants qui n'avaient qu'un an (cas de Saint-Anna) et Homans a opéré une femme à l'âge de quatre-vingt-deux ans et quatre mois.

L'ovariotomie peut se faire, soit par le vagin, soit par la voie abdominale. C'est cette dernière qui est indiquée le plus souvent. La première, beaucoup plus aveugle, et présentant beaucoup plus d'inconvénients, étant réservée pour les cas très rares des petits kystes mobiles, plongeant dans les culs-de-sacs vaginaux.

Voyons maintenant quelle doit être la conduite du praticien lorsqu'il se trouve en présence d'un kyste compliqué de grossesse. Ici il faut distinguer le cas où cette coïncidence survient pendant la grossesse de celui où on est appelé auprès d'une parturiente portant un kyste dermoïde.

Dans le premier cas on ne doit pas hésiter, dit Pozzi, à faire l'ovariotomie, et on doit la pratiquer aussitôt le diagnostic posé, car l'intervention est d'autant moins sérieuse qu'on se trouve plus éloigné du terme de la grossesse. Les raisons pour lesquelles il faut intervenir sont les suivantes. L'ovariotomie, entreprise à temps et faite sous le couvert d'une antisepsie rigoureuse, ne présente plus aujourd'hui la gravité qu'elle avait autrefois, et, menée à bonne fin, elle permet à la grossesse d'évoluer normalement, tandis que les dangers de l'expectation sont nombreux ; l'avortement causé par le développement que prend le kyste est presque certain, et, s'il ne survient pas, on sait que la torsion du pédicule, la rupture, la suppuration sont infiniment plus fréquents pendant qu'en dehors de la grossesse, qui est considérée comme cause favorisant ces complications.

Ainsi, pendant la grossesse, l'énucléation du kyste est indiquée, car très rares sont les faits où on a vu une grossesse se poursuivre et l'accouchement s'effectuer, malgré la présence d'un kyste.

Dans le cas d'une grossesse à terme, compliquée d'une tumeur kystique, qui oblitère la filière génitale, que faut-il faire ?

Si la femme est en travail, il faut essayer de refouler la tumeur dans la cavité abdominale ; on y parviendra en introduisant les doigts dans le rectum, la femme étant placée en position genu-pectorale. Mais comme il n'est pas toujours aisé de réussir cette réduction de la tumeur, si on échoue, on sera autorisé, après une application du forceps infructueuse, à recourir à la ponction du kyste à travers le cul-de-sac postérieur du vagin. Après l'écoulement du liquide, l'accouchement peut se terminer sans accident.

Parfois, cette évacuation du kyste ne s'effectuera pas, son contenu étant d'une consistance très épaisse. Il ne reste dans ce cas qu'une ressource, celle de l'ovariotomie, soit vaginale, soit abdominale. On donnera généralement la préférence à la seconde, qui est moins grave que la première.

Il est évident qu'on n'aura recours à ces opérations que si l'enfant est vivant ; dans le cas contraire, on pratiquera la basiotripsie.

X

OBSERVATIONS

Observation I

(INÉDITE)

(Service de M. le professeur TÉDENAT)

Kyste des deux ovaires chez une vierge de vingt ans. — Kyste papillaire du hile de l'ovaire gauche. — Kyste dermoïde contenant des poils et des dents (Ov. droit). — Ovariotomie. — Guérison.

J. C. (de Marseille), âgée de vingt ans, bien constituée, toujours bien portante, de taille moyenne.

Réglée à treize ans, régulièrement tous les mois, pertes abondantes pendant dix jours, avec caillots et douleurs pendant les deux ou trois premiers jours.

Depuis deux ans, tuméfaction de l'abdomen. Vagues douleurs dans le bas-ventre et les reins, qui ne cessent que pendant les huit ou dix jours qui suivent les règles. Appétit amoindri, digestion lente, flatulence, constipation, mictions fréquentes, tous ces phénomènes vont en s'aggravant à mesure que le ventre augmente de volume. Les règles durent une quinzaine de jours.

3 mai 1888. — Malade pâle, amaigrie avec le facies ovarien, respiration gênée par le volume du ventre. Poumons sains, léger souffle systolique à la pointe, sans irrégularités du rythme cardiaque. Un peu d'œdème des membres inférieurs.

Ventre distendu, régulièrement ovoïde, saillant. On sent une légère lame d'ascite et on perçoit une poche tendue, lisse, fluctuante. Sonorité aux flancs.

L'utérus est en antéposition un peu refoulé à droite, mobile sans masses solides dans le cul-de-sac postérieur. A la partie postérieure de la poche kystique, qui dépasse l'ombilic de quatre travers de doigt, on sent une masse mobile, bosselée, du volume du poing, qui paraît distincte de la tumeur principale.

La malade rend une quantité d'urine qui varie de 1100 à 1700 grammes; le taux de l'urée est de 15 à 18 grammes par litre.

8 mai. — Laparotomie. La poche paraît lisse, grisâtre, sans adhérences; la ponction évacue dix-sept litres de liquide légèrement visqueux, brunâtre. Pédicule large de quatre centimètres, épais de deux. Ligature de Lawson Tait, suivie de suture du péritoine sur la section. Ce kyste appartient à l'ovaire gauche.

L'ovaire droit est remplacé par une tumeur irrégulièrement arrondie, grise, du volume du poing, portant trois bosselures du volume d'une noix. Cette tumeur adhère au cæcum par quelques filaments lâches qui sont liés et sectionnés.

Pédicule mince et long de cinq centimètres. Il est traité comme le pédicule du kyste précédent. L'opération dure vingt minutes sans hémorragies, sans issue de l'intestin. Suture au fil d'argent. Suites opératoires simples, légère hémorragie utérine le troisième jour. Fils enlevés le 21 mai, réunion parfaite.

La poche kystique gauche a une seule loge. On y distingue à l'extérieur l'ovaire étalé, aminci avec deux corps jaunes récents et quelques menus kystes à contenu clair. La trompe, large de quinze centimètres, avec son pavillon à franges libres séparé de l'ovaire par un intervalle de trois centimètres.

La paroi de cette poche a une épaisseur moyenne d'un à deux centimètres selon les points.

Elle est composée par un tissu fibreux dense. A sa face interne existent des masses papillaires nombreuses. Une de ces masses a les dimensions d'une mandarine et a l'aspect en chou-fleur avec des saillies incrustées de calcaires. Les autres ont le volume d'une noisette ou d'une noix.

La poche kystique droite, monolobulaire, a une paroi fibreuse portant des mamelons fibreux, durs, ayant à leur face profonde des lobules adipeux. Sa cavité est remplie d'une masse graisseuse avec de nombreux poils courts et clairs. Une mèche de cheveux plus colorés s'attache sur un mamelon ayant les dimensions et l'aspect grenu d'une grosse framboise. Ce mamelon est au centre d'une plaque de peau épaisse. En un point de la paroi, dans un tissu fibreux parsemé de nodules calcaires, s'implantent quatre dents régulièrement conformées mais réduites à la couronne.

Observation II

(Recueillie par M. DUBRUEIL, et publiée par M. le professeur ALQUIÉ)

(Clinique chirurgicale de l'Hôtel-Dieu de Montpellier, 1858.)

Nous avons laissé de côté l'histoire clinique, très longue, de cette observation pour ne nous occuper que de la tumeur examinée après l'autopsie.

« La tumeur principale, qui n'est autre chose que l'ovaire droit coiffé du péritoine, présentait un fascia sous-séreux résistant et fibreux dans toute son étendue, qui adhérait à l'enveloppe propre du kyste. Cette enveloppe se divisait elle-même en deux feuillets, l'un externe, résistant, fibreux, l'autre interne, de même nature que le précédent, mais plus terne et plus friable. Ce dernier formait, en avant, une enveloppe des sept kystes principaux situés à la surface de cette masse anormale et tous tapissés en dedans par une membrane en apparence séreuse.

Le premier kyste, correspondant à la région de l'hypogastre, contenait un litre d'une matière blanche, grasse, semblable à de l'axonge. Dans les dix poches restantes se trouvaient des touffes de cheveux soyeux, de couleur différente, suivant leur siège, enchevêtrés, légèrement ondulés, d'une longueur considérable et imprégnés d'une substance grasse demi-liquide.

Dans le premier des kystes pileux qui ont été examinés, les cheveux étaient noirs et venaient s'implanter d'une manière isolée et fort distincte sur un point de la paroi de la cavité, point rugueux, comme chagriné, plus vasculaire, analogue au cuir chevelu et d'où s'élevaient deux tubercules, l'un de la grosseur d'une grosse fève, l'autre d'une forte cerise.

Ces deux tumeurs étaient séparées par une partie dure à laquelle elles adhéraient. Celle-ci était un fragment osseux recouvert de périoste, de forme allongée, rappelant un fragment de maxillaire inférieur sur lequel trois alvéoles supportaient trois dents, dont deux canines et une molaire, bien formées, semblables à celles de première dentition. Un léger intervalle séparait la canine et la molaire, adossées avec l'autre canine, implantée perpendiculairement à la direction des précédentes. Au sein de la même poche se trouvait un petit fragment osseux, irrégulier, recouvert de périoste et composé de substance compacte. On y remarquait encore une région de la face interne du kyste, analogue au cuir chevelu, et où les cheveux venaient prendre racine.

La deuxième poche renfermait des cheveux châtain foncé, deux dents canines et un fragment osseux rappelant la forme d'une partie du maxillaire supérieur.

On y voyait aussi une partie analogue à la peau du crâne, de laquelle émergaient très distinctement un bien grand nombre de cheveux.

La troisième contenait des cheveux châtain clair, une dent incisive, soutenue par une espèce de cupule perforée de deux pertuis, de consistance cartilagineuse, de couleur brune. A côté se trouvait un fragment osseux de quatre centimètres de longueur, de cinq centimètres d'épaisseur, irrégulier, recouvert de périoste et adhérant à une petite coque osseuse fragile, renfermant un liquide d'une couleur rouge foncé.

La quatrième renfermait une touffe de cheveux, mais certains points de la face interne offraient des rugosités et étaient comme cartilagineux. Autour de ces principaux kystes, dont le plus volumineux aurait pu contenir très facilement le poing fermé, on retrouvait une foule de petites poches de la grosseur d'un pois à celle d'une noix. Les unes, superficielles, sont péritonéales et remplies de sérosité ; les autres contiennent une matière jaunâtre plus ou moins foncée ou blanchâtre, et semblable à du suif, à de la cire, à du plâtre gâché, à du miel, à la matière crétacée des tubercules.

La seconde tumeur, du volume d'une tête de fœtus, irrégulière, toute composée de kystes, formée par l'ovaire gauche, entourée des mêmes membranes que la précédente, renfermait six kystes pileux et une foule de petites poches semblables à celles dont nous avons parlé précédemment.

De ces six poches pileuses, l'une contenait deux bouquets de dents implantées sur un fragment osseux, rappelant la forme de la mâchoire inférieure ; de plus un petit corps mou, brun, du volume d'une tête d'épingle. Les cheveux s'implantaient sur un point rugueux.

La deuxième renfermait un produit dentaire.

La troisième contenait un fragment osseux, irrégulier, recouvert de périoste, composé de substance compacte. De plus, sur les parois, se trouvaient des débris ossiformes aplatis, sans analogie avec les os du squelette. Une quatrième poche a fourni un petit tubercule osseux, ovoïde, très dur, coiffé d'une membrane périostique de la grosseur d'une graine de lin.

Les autres contenaient seulement des cheveux. Au microscope, la matière blanche, onctueuse, a paru composée : 1° de gouttelettes de graisse ; 2° de larges plaques épithéliales ; 3° de quelques cristaux prismatiques triangulaires et allongés ; 4° d'une matière amorphe.

La substance rougeâtre, contenue dans les loges de la première tumeur, paraissait composée : 1° de granules ; 2° de gouttelettes de graisse ; 3° d'une matière amorphe.

On remarque, dans cette intéressante observation, la similitude de la nature dermoïde entre les kystes pileux chez le même sujet, la ressemblance de leur structure, de leur contenu, tandis que, d'habitude, c'est le contraire qu'on rencontre.

Observation III

(INÉDITE)

(Service chirurgical de M. le professeur Tédenat)

Kyste dermoïde de l'ovaire. — Laparotomie. — Déchirure de la vessie. Suture. — Guérison rapide.

Mme R. C....., âgée de cinquante-quatre ans, demeurant à Pouzolles, entre à l'hôpital, le 5 juin 1894, et occupe le lit n° 24 de la salle Desault. Elle a commencé à avoir ses règles à l'âge de quatorze ans. Depuis, elle a eu des règles régulières, toujours indolores et durant de deux à trois jours.

Mariée à vingt-deux ans, elle fut enceinte la première année de son mariage ; mais cette première grossesse s'est terminée par une fausse couche au cinquième mois.

Deux ans après, elle a été de nouveau enceinte. Cette fois, l'accouchement fut normal.

Depuis, menstruation toujours régulière jusqu'à l'âge de quarante-deux ans, lorsqu'il y a neuf à dix ans, elle a eu des règles qui duraient un mois environ. Cette ménorrhagie était accompagnée de vives douleurs dans le côté droit de l'abdomen. Elle a été obligée de garder le lit pendant deux mois. Depuis deux ans, elle n'a plus eu de règles; mais, il y a trois ans, son ventre a commencé à augmenter de volume, lentement et principalement du côté droit.

Actuellement, à l'examen, on constate que le ventre fait une forte saillie en avant dans la région sous-ombilicale ; l'espace qui sépare les deux épines iliaques antéro-supérieures est de 36 centimètres. Au palper, on sent une tumeur ferme, bosselée, sans liquide ascitique dans l'abdomen. Au toucher, on trouve le col en voie d'atrophie. La tumeur, qui descend assez bas dans le bassin, paraît s'être formée aux dépens de l'ovaire droit. On la sent très bien dans le cul-de-sac antérieur, et on peut lui communiquer des mouvements de latéralité sans que l'utérus y participe.

11 juin. — On pratique la laparotomie après anesthésie générale à l'éther. A l'ouverture du ventre, on se trouve en présence d'une tumeur kystique, volumineuse, adhérente aux anses intestinales en haut, et principalement et surtout à la vessie en bas, de telle sorte que, pendant l'énucléation de la tumeur, la vessie s'est déchirée sur un grand espace ; pour la suturer, il a fallu faire vingt points de suture à la soie. On place un tampon de Mikulitz.

Ensuite, on suture le péritoine, la paroi abdominale, et on laisse à demeure une sonde de Sims.

La tumeur est un dermoïde à contenu liquide, épais et séborrhéique, au milieu duquel on trouve des pelotons de poils. La paroi du kyste contient des incrustations osseuses.

12. — L'état général est excellent ; absence complète de fièvre (37°1).

16. — On fait le premier pansement. La température continue à rester normale. La malade urine abondamment par la sonde qu'on avait laissée à demeure.

25. — On enlève les fils.

2 juillet. — La malade urine seule et facilement. État général toujours très bon. Jamais de douleurs.

10. — La malade commence à se lever; elle marche facilement et sans peine ; elle se nourrit très bien et aspire déjà à sortir. La température reste normale.

15. — La malade reprend ses forces.

5 août. — La malade sort de l'hôpital complètement guérie, n'ayant jamais souffert depuis le jour de l'opération.

Observation IV

(INÉDITE)

(Service de M. le professeur TÉDENAT)

Kyste de l'ovaire. — Une seule ponction antérieure. — Ovariotomie. Réunion immédiate. — Guérison.

M... V... (de Céret), quarante-deux ans, est entrée à l'hôpital le 12 octobre 1886.

Il y a neuf mois, il a apparu du côté gauche de l'abdomen une tuméfaction qui a augmenté peu à peu de volume, sans apparition d'aucune douleur.

En même temps que cette tumeur grossissait, la malade a souffert pendant quatre mois consécutifs d'hémorragies utérines qui apparaissaient dans l'intervalle des règles qui duraient de cinq à six jours. Ces hémorragies ont été arrêtées par l'administration de l'ergot de seigle.

La malade est entrée à l'hôpital dans le service de
M. Serre qui a reconnu l'existence d'un kyste ovarien et
qui a pratiqué une ponction le 12 octobre. On a retiré seulement 1 litre de liquide couleur chocolat.

Rien à noter comme antécédents héréditaires. La malade,
réglée à douze ans, a toujours eu une menstruation régulière.
Ses règles durent cinq jours. Elle s'est mariée à dix-neuf ans
et a deux enfants bien portants.

Le 16 novembre, M. le professeur Tédenat pratique l'ovariotomie et suture la plaie à la soie. On ne met pas de drains
et on fait le pansement à l'iodoforme. Le soir, la malade
accuse des douleurs. Le pouls est à 96, mais pas de vomissements, on fait une ponction morphinée.

17. — Le pouls est à 120, la température marque 38°6-
37°5. La langue est un peu sale, humide, à diverses reprises
la malade a vomi, elle accuse des douleurs abdominales.

18. — La température est à 37°9-37°8, le pouls à 100. La
malade a fait des vents toute la nuit, elle urine toute seule,
sans sonde, elle a bon faciès, pas de vomissements, pas de
selles.

19. — Température 37°8 37°4, le pouls est à 96. La langue
est un peu sale, la malade a dormi quelques heures et elle ne
souffre pas. Elle ne va pas à la selle, mais elle fait des vents.

20. — Température 37°8-37°5, le pouls à 100, pas de
vomissements. On fait le premier pansement, la plaie in-
crustée d'iodoforme ne présente ni rougeur ni gonflement,
pas de ballonnement du ventre, pas de douleur à la pression.

21. — Température 37°7-37°2, le pouls est à 100. La
malade ne fait ni selles ni vents, elle a bon faciès, mais
elle a souffert toute la nuit de coliques qui ont empêché le
sommeil.

22. — Température 38°3-38°, le pouls est à 100. La langue

saburrale. La malade a souffert dans la nuit de quelques coliques. On donne un lavement à la glycérine.

23. — Température 37°4-37°3, le pouls est à 100. Deux ou trois selles après le lavement, elle n'a plus eu de coliques.

24. — Température 37°7-37°2, pouls à 96. Langue saburrale, humide; l'abdomen est indolore à la pression.

25. — Température 38°-37°6, le pouls à 100. Une selle hier soir. Pas de gaz.

On fait le deuxième pansement, on enlève les sutures. La plaie a très bon aspect.

26. — Température 38°-37°5, pouls 84. Pas de souffrances.

27. — Température 37°4-37°4, pouls 100. Depuis cette nuit il a apparu une diarrhée fétide. On donne du sous-nitrate de bismuth.

28. — Température 37°4-37°, le faciès est bon, pas de coliques, mais la diarrhée continue.

29. — Température 38°-37°2. pouls 100. Depuis ce matin la malade est allée quatre fois à la selle.

30. — Température 37°2-37°, pouls 96. La langue est bonne; pas de selle depuis hier matin.

1er décembre. — Pouls 100. Pansement. La réunion s'est faite complètement.

2. — La malade se lève, elle a bon appétit, et elle sort de l'hôpital le 5 décembre.

Examen anatomique. — La tumeur développée sur l'ovaire gauche a le volume d'une tête d'adulte. La forme est arrondie avec quelques bosselures solides, ne dépassant pas le volume d'une noix; la face externe a un aspect fibreux, et par plaques est de couleur jaune feuille morte. Il a fallu sectionner, entre une ligature en chaîne, un morceau d'épiploon, du volume du poing, adhérent à la poche. L'appendice iléo-cæcal était accolé par des adhérences solides à la partie supérieure de la poche, et a été sectionné au voisinage du cæcum. La moitié supérieure était tubulée et normale, sa moitié inférieure oblitérée.

La poche est uniloculaire, remplie de matière sébacée en bouillie, à laquelle sont mélangés de nombreux poils clairs, courts ; après nettoyage de la cavité, on trouve une surface ayant les dimensions de la paume de la main, présentant l'aspect d'une peau épaisse, régulière. En son milieu s'attache une houppe de poils longs et noirs. Un peu en dehors de la plaque cutanée, deux dents complètes sont incluses solidement dans une formation osseuse, qui a une ressemblance frappante avec un morceau de maxillaire inférieur, long de trois centimètres, se terminant en pointe à ses deux extrémités. Ce bloc osseux adhère à moitié enfoncé dans la paroi. Les mamelons arrondis qui font saillie à l'extérieur sont formés par des pelotons adipeux, soutenus par des travées fibreuses. Dans l'un d'eux, l'examen histologique a montré des tubes glandulaires tapissés d'épithélium cubique plat. Au centre des tubes, l'épithélium forme un détritus granulo-graisseux ; il y a une ressemblance incontestable avec le tissu mammaire.

Observation V

(INÉDITE)

(Service de M. le professeur TÉDENAT)

Kyste dermoïde suppuré de l'ovaire droit. — Perforation étroite fermée par des adhérences épiploïques. — Torsion du pédicule. — Ovariotomie. — Mort.

A... J..., vingt-huit ans, demeurant à Florensac, entre à l'hôpital le 3 août 1894, au numéro 4 de la salle Fuster, dans le service de M. le professeur Tédenat.

Rien d'important à signaler dans les antécédents héréditaires de la malade. Sa santé générale a été bonne jusque il y a trois ans. Réglée à seize ans, abondamment pendant trois ou quatre jours, avec quelques douleurs. Elle a souvent eu des pertes blanches et des caillots sanguins.

Mariée à dix-huit ans, elle a eu trois accouchements à terme et normaux. Depuis le dernier, qui remonte à trois ans, douleurs fréquentes dans le flanc droit, qui est un peu tuméfié. Les règles ont continué à être régulières, mais plus abondantes. Elles durent six ou huit jours.

Il y a un mois et demi, des douleurs violentes surviennent brusquement dans le côté du ventre, ne tardent pas à s'étendre à toute la région sous-ombilicale. Elles s'accompagnent de nausées, de constipation, de ballonnement.

Cette poussée péritonique dure une dizaine de jours et alors on constate l'existence d'une tumeur occupant la moitié inférieure droite du ventre, dépassant un peu la ligne médiane.

Abdomen endolori, constipation, perte d'appétit, dépérissement progressif. A son entrée à l'hôpital, le 3 août, la malade est amaigrie, les pommettes rouges d'aspect cachectique, fièvre continue, pouls à 100.

Douleurs vives au niveau de la tumeur. Le ballonnement, la sensibilité de l'abdomen rendent l'examen difficile. On sent pourtant une tumeur arrondie du volume d'une tête d'adulte, avec un peu d'ascite. L'utérus est mobile et en rétroversion. La tumeur occupe la moitié droite, sa partie supérieure dépasse l'ombilic, sa partie interne dépasse de trois travers de doigts la ligne médiane. Sécrétion urinaire diminuée, 500 grammes d'urine avec 8 grammes d'urée totale.

6 Août. — Laparotomie. Adhérences avec l'intestin, récentes, faciles à décoller, avec points purulents. L'épiploon adhère à la partie supérieure de la tumeur sur une surface de cinq à sept centimètres carrés, rouge avec îlots de pus. Une masse épiploïque du volume de deux points durcie par l'inflammation est réséquée et extirpée avec la tumeur dont le pédicule long

de six centimètres, épais de deux centimètres, a subi une torsion complète.

Toilette minutieuse du péritoine infecté depuis quelques semaines, comme le prouvent les lésions suppuratives ci-dessus décrites, suture après application d'un Mikulitz. La malade succombe vingt-quatre heures après l'opération.

Poche à une seule loge, à parois épaisses de trois à cinq centimètres selon les points. Dans son épaisseur existent de nombreuses plaques calcaires, faisant saillie à sa face externe.

La cavité est remplie de pus fétide, de matière sébacée et de poils. La face interne présente une plaque dure d'aspect cartilagineux dans laquelle s'implante une dent ayant la forme d'une canine. Cette plaque a deux centimètres d'épaisseur, cinq centimètres de longueur, quatre de largeur, elle adhère solidement à du tissu fibreux, épais, mêlé de lobules adipeux. Un peu en dehors d'elle existent deux saillies mamelonnées, hérissées de papilles.

Dans les espaces interpapillaires s'attachent une vingtaine de gros poils longs.

La poche présente une perforation de 1 centimètre de long, de 2 millimètres de large, oblitérée par les adhérences épiploïques. A ce niveau la trompe, remplie de pus, adhère à la fois à l'épiploon et à la paroi kystique. La partie interne de la trompe est épaissie, noueuse, spiralée.

Il est probable que l'infection du kyste s'est faite par le pyosalpynx et que les accidents péritonitiques survenus un mois et demi avant l'opération sont dus à l'action combinée de la torsion et de l'infection salpyngienne.

Observation VI

(INÉDITE)

(Service de M. le professeur TÉDENAT)

Kyste de l'ovaire à contenu pilo-sébacé avec quelques nodules cartilagineux et une dent. — Torsion du pédicule. — Accidents péritonitiques. — Ovariectomie. — Guérison.

Jeanne F., trente-quatre ans, entre dans le service de M. Tédenat, le 5 juin 1889.

Depuis trois ou quatre ans les règles, toujours régulières, durent dix jours avec caillots. Quelques douleurs abdominales avant la période, jamais de grossesse.

Il y a un mois, à la suite d'un effort pour soulever un poids, douleurs très vives, gonflement rapide de l'abdomen, nausées, vomissements, pouls petit, tendance à la syncope, des accidents péritonitiques légers qui durent pendant sept ou huit jours en s'amoindrissant ; quand la malade entre à l'hôpital elle est pâle avec un faciès un peu grippé, ventre ballonné, douloureux. On sent une tumeur du volume d'une tête d'adulte située au-dessus et en avant de l'utérus.

Ovariectomie, après cinq jours de préparation ; la poche est gris jaune avec des placards ecchymotiques disséminés. L'intestin adhère à la partie supérieure ainsi que l'épiploon ; décollement assez difficile. Ligatures sur les adhérences ; réunion immédiate sans accident. La malade part une semaine après. La poche kystique était monoloculaire et remplie par une bouillie gris-jaunâtre consistante dans laquelle on trouvait de nombreux poils follets. Une nappe de peau épaisse, avec quelques poils noirs, de 7 ou 8 centimètres de long et de 2 ou 3 de large.

Sur le rebord du placard existe quelques grains cartilagineux.

Observation VII

(Empruntée à M. Thumin, *Semaine Médicale*, 1897, p. 432)

Kyste dermoïde de l'ovaire en transformation carcinomateuse. — Ovariotomie. — Récidive quatre mois après. — Mort.

Malade âgée de soixante-cinq ans, chez laquelle on avait déjà constaté dix neuf ans auparavant l'existence d'une tumeur abdominale. Trois ans plus tard, la malade fut prise de symptômes de péritonite. On diagnostiqua à cette époque un fibromyome utérin. A partir de ce moment, la tumeur commença à s'accroître peu à peu, sans donner lieu toutefois à des phénomènes alarmants ; mais au cours de la dernière année survinrent de violentes douleurs abdominales accompagnées d'un amaigrissement notable. La malade entra à la clinique de M. Landau dans l'état suivant :

Son ventre faisait une saillie considérable causée par un néoplasme du volume d'une tête d'adulte, à surface lisse et de consistance dure. Le toucher vaginal montra que la matrice était repoussée en avant par la tumeur. Cette dernière paraissait immobile, ce qui fit supposer qu'il existait des adhérences étendues entre les néoplasmes, la paroi abdominale et l'intestin. Une palpation minutieuse de la tumeur permit de constater, en outre, qu'elle offrait du côté gauche une partie bosselée et particulièrement dure. Une ponction exploratrice révéla qu'il s'agissait d'un kyste dermoïde. Au cours de l'opération pratiquée par M. Landau, on reconnut que la tumeur avait effectivement contracté des adhérences avec la paroi abdominale, ainsi qu'avec l'épiploon et l'intestin. L'opérateur réussit cependant à isoler le néoplasme dans toute son étendue, sauf dans la partie située à gauche, où il présentait la dureté dont nous avons parlé et des adhérences intimes avec la paroi de l'abdomen.

L'examen histologique d'un fragment de la tumeur prélevé à ce niveau, ayant prouvé que l'on avait affaire à un cancroïde, M. Landau, après avoir extirpé en totalité le kyste dermoïde, réséqua la portion de la paroi abdominale qui adhérait à la néoplasie, puis ferma la plaie qui en résultait au moyen de sutures au fil d'argent. Les suites opératoires furent des plus simples, et la malade put quitter la clinique vingt-quatre jours après l'opération.

La paroi kystique présentait deux plaques de dégénérescence cancéreuse, dont l'une avait 13 centimètres de diamètre, tandis que l'autre, occupant le pôle opposé du kyste, ne mesurait que 2 à 3 centimètres. Le tissu dont elles étaient formées offrait au microscope l'aspect typique du cancroïde. Quatre mois après l'opération, il se produisit une récidive intra-abdominale du côté droit, deux mois plus tard la malade succomba sans nouvelle intervention.

Observation VIII

(Empruntée à la thèse de POUPINEL. Paris, 1886. Observation BABINSKI, *Bull. Soc. anat.*, mai 1883.)

Épitholioma pavimenteux ayant vraisemblablement pour point de départ un dermoïde de l'ovaire.

Femme, soixante-neuf ans. Épithélioma pavimenteux du duodénum, de l'épiploon, du foie, de la rate et du poumon droit.

Conclusion.—Il est plus probable que ce kyste qui était tapissé par de l'épithélium pavimenteux était un kyste dermoïde et que c'est aux dépens du revêtement épithélial de ce kyste que l'épithélium de l'ovaire et consécutivement l'épithélium des autres organes se sont développés. Le kyste dermoïde avait donc subi une dégénérescence épithéliomateuse à la manière des épithéliomes normaux, tels que l'épithélioma des muqueuses et de l'épiderme.

Observation IX

(Empruntée à la thèse Poupinel. Paris, 1886. Cas communiqué par M. le professeur Cornil.)

Epithélioma des ovaires et du corps de l'utérus

Ici, comme dans l'observation précédente, aucun des organes revêtus à l'état normal par l'épithélium pavimenteux n'était malade, les ovaires seuls et la partie supérieure de l'utérus étaient dégénérés. Un kyste dermoïde affirmait sa présence par l'existence de cheveux, et, à ce point de vue, ce cas est plus net que le précédent. L'interprétation invoquée dans la première observation est ici, d'après nous, encore plus plausible. Le kyste dermoïde paraît bien avoir été le point de départ de l'épithéliome.

Observation X

(INÉDITE)

(Service de M. le professeur Tédenat)

Kyste dermoïde de l'ovaire en transformation épithéliomateuse. — Ovariotomie. Guérison.

L... A..., quarante-huit ans, entrée à l'hôpital le 7 avril 1891. Rien de particulier à signaler dans les *antécédents héréditaires*.

Antécédents personnels. — Mariée à vingt-sept ans, elle a eu quatre enfants dont le dernier a six ans.

Pas de maladies antérieures.

Depuis cinq à six ans, ses règles apparaissent tous les deux ou trois mois seulement et ne sont accompagnées d'aucune douleur.

Début de la maladie. — Au mois d'août 1890, la malade a commencé à éprouver de violentes douleurs dans le flanc droit, s'irradiant dans tout l'abdomen. A cette époque, elles ont duré quinze jours, et les règles qui avaient apparu pour la dernière fois au mois de mai ne sont pas arrivées.

Ensuite, ces douleurs ont cessé, mais, à la moindre fatigue, elles se manifestaient. Le ventre n'avait pas augmenté de volume, l'état général était bon.

Cet état a duré jusqu'au mois d'octobre, époque où, pendant quatre à cinq jours, de nouvelles douleurs ont apparu et ont été suivies des règles qui ont duré cinq à six jours ; les pertes ont été plus fortes que les autres fois, mais ont conservé leur couleur normale.

Depuis le mois d'octobre, la malade n'a plus eu ses règles, mais a éprouvé constamment des douleurs au niveau de l'abdomen, ce qui l'oblige à rester au lit de temps en temps. En même temps, le ventre a augmenté de volume progressivement. Malgré cela, l'appétit a été conservé et il n'y a pas eu amaigrissement.

En février, nouvelle crise douloureuse, suivie d'une augmentation assez brusque du volume du ventre.

Depuis lors, les douleurs ont persisté avec plus d'intensité et elles s'irradient dans les jambes et les mollets où elles sont fulgurantes. En même temps, anorexie et amaigrissement.

État actuel. — Abdomen globuleux ; la peau n'est pas distendue.

Percussion. — Matité qui s'étend jusqu'à deux travers de doigt au-dessus de l'ombilic. A gauche, la limite passe à six travers de doigt en dehors, et à droite à quatre. Zone de sonorité, six travers de doigt qui la séparent de la matité du foie.

Palpation. — Tumeur dure, arrondie, prenant naissance dans le bassin, mobile sous la paroi abdominale, de consistance rénitente uniforme.

Toucher vaginal. — Le col ne présente pas d'altérations, les culs-de-sac sont libres et l'utérus semble indépendant de la tumeur.

État général.— Amaigrissement, mais appétit relativement assez bon.

11 avril. — Ovariotomie.

La tumeur ne présentait pas d'adhérences et le pédicule était assez long, puisqu'il avait 8 centimètres. L'opération est très simple et se fait rapidement.

La ponction de la tumeur donne un litre environ de liquide épais, filant, couleur chocolat, sur lequel nagent des gouttelettes de graisse.

On lie le pédicule, qui est gros comme le goulot d'une bouteille, avec un gros fil de soie. Suture abdominale identique aux autres.

La malade n'a présenté aucune réaction. En effet, elle n'a jamais souffert, et la température, qui, le soir de l'opération, était de 37°5, est restée les jours suivants au-dessous de 37°.

La malade est sondée trois fois par vingt-quatre heures, pendant six jours, et pendant dix jours elle ne prend que du bouillon et du lait. Les deux premiers jours, elle ne prend que du lait glacé et du champagne frappé.

Le 25 avril, on défait le pansement; la plaie est complètement cicatrisée par première intention. On enlève les fils et on refait un léger pansement.

Le 29, la malade commence à se lever après avoir mis une ceinture hypogastrique, et sort le 6 mai complètement guérie.

Examen de la tumeur fait par M. le professeur Kiener. — La tumeur, développée aux dépens de l'ovaire droit et un peu plus grosse que la tête d'un fœtus normal, comprend le tissu ovarien et une partie distendue, le kyste proprement dit.

Le kyste renfermait un liquide grumeleux couleur chocolat et un paquet de cheveux gros comme un œuf d'oie.

La surface interne de la paroi qui a un centimètre d'épaisseur est lisse et blanchâtre ; elle est hérissée de cheveux en certains points ; en d'autres, elle a l'aspect lisse et nacré des épidermes ; en d'autres encore, on trouve un tissu mou, pulpeux, graisseux, qui donne naissance aux goutelettes de graisse qui surnagent sur le liquide ; en d'autres enfin, on voit des dépôts fibrineux adhérents à la paroi.

La principale et la plus grande loge communique avec des loges secondaires, dont elle est séparée par des cloisons très incomplètes. Sur le bord libre d'une de ces cloisons est implantée une dent ayant la forme et la dimension d'une canine et qui est solidement implantée sur la paroi.

La deuxième partie de la tumeur est solide, de consistance très dure, et est bosselée. Par une coupe suivant son grand axe, on voit qu'elle est composée d'un tissu blanchâtre légèrement rosé, parsemé de taches jaunâtres d'un aspect caséeux presque confluent. En grattant la surface de section avec un scalpel, on obtient un liquide blanchâtre, crémeux. Dans les nodosités ou bosselures, le tissu est en voie de ramollissement caséeux ou puriforme.

Examen microscopique. — La portion épaissie présente les caractères les plus manifestes de l'épithélioma, c'est-à-dire une masse fibreuse, riche en cellules et encombrée de leucocytes dans laquelle sont des traînées cylindriques anastomosées entre elles et des culs-de-sac bourrés de cellules épithéliales. Dans la portion adjacente à la partie la plus externe, les cellules sont volumineuses et possèdent des noyaux en voie de division par karyokinèse normale ou pathologique. A une distance de moins d'un centimètre de la face externe, tous ces tissus épithéliaux et le stroma sont frappés de nécrose et ont perdu tout indice de structure en se transformant en une masse caséiforme.

La paroi propre du kyste est constituée par d'épaisses couches de tissu conjonctif riche en cellules et se nécrosant dans les couches les plus internes.

Conclusion. — Kyste dermoïde, dont toutes les portions examinées présentent, dans les parties les plus épaisses, la structure typique de l'épithélioma et se creusant de plus en plus par la dégénérescence caséeuse et la fonte graisseuse.

Cette observation est surtout intéressante par la nature de la tumeur et par la dégénérescence épithéliomateuse du kyste dermoïde, fait qui est absolument rare. Notons aussi la guérison rapide de la malade et l'absence complète de réaction post-opératoire.

La malade a été revue en bonne santé, le 3 juin 1895, par M. Tédenat.

Observation XI

(INÉDITE)

(Service de M. le professeur TÉDENAT)

Kyste dermoïde de l'ovaire inclus dans le ligament large. — Ovariectomie. Guérison.

Marie H..., trente ans, demeurant à Pézenas, entre, le 16 mars 1898, dans le service de M. Tédenat ; constitution moyenne, réglée à seize ans, régulièrement, mais peu, pendant trois jours ; célibataire et vierge. Il y a six ans, douleurs vives dans l'abdomen, qui durent quatre ou cinq jours, diminuent, mais obligent la malade à garder le lit pendant un mois. Depuis cette époque, douleurs habituelles dans le bas-ventre et les reins, un peu plus vives à l'époque des règles. Santé générale médiocre.

Il y a six mois, la malade s'aperçoit d'une tumeur dans la fosse iliaque gauche, les règles viennent tous les vingt jours, durent trois jours avec quelques caillots sans leucorrhée. La miction se fait sans douleurs huit à dix fois par jour, deux à trois fois par nuit ; urine claire, appétit médiocre, pas de constipation A l'entrée de la malade, le 16 mars, abdomen globuleux avec veinosités superficielles. Région ombilicale un peu déprimée et immobilisée. Rien du côté du foie ou de la rate. La tumeur occupe la région gauche du bas-ventre, elle est peu mobile, sa moitié droite dure et bosselée ; par l'examen combiné, on sent vulve étroite de vierge, vagin normal, col ouvert de côté, recevant le bout de l'index, à lèvres minces, malgré un peu d'œdème de la muqueuse intra-cervicale. Le col est haut placé, et on perçoit l'utérus par l'hypogastre, un peu rejeté à droite. L'utérus, légèrement augmenté de volume, n'a qu'une vague mobilité par rapport à la tumeur qui, dans les déplacements accentués, se déplace un peu. La situation latérale de la tumeur, son accolement à l'utérus, sa légère saillie dans le cul-de-sac latéral droit font penser à une tumeur incluse dans le ligament large ; les douleurs croissantes éprouvées par la malade imposent l'opération.

20. — Opération. Tumeur incluse dans le ligament large gauche, ligature de l'artère ovarienne, pince verticale sur la corne utérine, excision de la tumeur qui adhère au plancher pelvien, ligature de l'artère utérine au niveau de l'isthme, suture en surjet des débris du ligament large.

22. — Etat général très bon , malgré un pouls à 130 ré-

gulier ; la température est aux environs de 37°5. Aujourd'hui, menstruation.

24. — Expulsion de gaz. Alimentation, lait, bouillon.

La malade quitte l'hôpital le 20 avril. Réunion immédiate solide.

La tumeur est un kyste glandulaire à 8 ou 16 loges , du volume d'une noisette ou d'une noix, contenant un liquide visqueux. Sa moitié droite est constituée d'une poche du volume des deux poings, dans laquelle on trouve deux îlots cutanés, distants les uns des autres de quelques millimètres, en carré, sur lesquels se plantent quelques poils noirs et longs, la malade est blonde. Il existe, disséminés et inclus dans la paroi kystique, trois nodules cartilagineux, arrondis, fixes, dans un tissu fibreux dense, et, à côté d'eux, un bloc osseux se prolongeant dans le tissu fibreux par des apophyses longues de deux ou trois centimètres.

Cette observation présente un certain intérêt à cause de la coïncidence, dans un kyste inclus du ligament large, d'un kyste contenant à la fois de l'épithélioma mucoïde, et d'un kyste dermoïde.

CONCLUSIONS

Les kystes dermoïdes de l'ovaire sont des tumeurs congénitales dont la pathogénie est encore inconnue, le grand nombre des hypothèses émises ne prouvant que notre ignorence à ce sujet.

La théorie à laquelle la plupart des auteurs se rattachent aujourd'hui, est celle de l'enclavement de Verneuil, complétée par Lannelongue.

Le pronostic de cette classe de tumeurs n'est pas, comme on le croyait jadis sans gravité, puisqu'elles peuvent être le point de départ de tumeurs secondaires.

Ces néoformations secondaires peuvent revêtir les caractères de l'épithélioma pavimenteux ou être de véritables produits épidermiques.

Leur diagnostic, habituellement facile, présente souvent de très grandes difficultés.

La difficulté d'un diagnostic différentiel, la menace d'une complication dont les effets sur l'organisme de la femme présentent des degrés variables de gravité et la possibilité de la transformation maligne de ces tumeurs, sont des indications suffisantes pour qu'on soit autorisé à intervenir le plus tôt possible, parce qu'une intervention tardive compromettrait la réussite de l'opération, soit en rendant l'énucléation du kyste difficile, soit en diminuant les forces de la malade qui ne pourrait supporter l'opération.

Une opération faite à temps offrira toutes les chances d'obtenir une guérison complète et définitive.

La seule opération radicale est l'ovariectomie.

La voie abdominale présente beaucoup d'avantages et on doit la préférer.

Toutes les autres interventions sont inutiles et condamnables, et surtout la ponction, qui est détestable et dangereuse par ses suites.

Les femmes atteintes d'un kyste dermoïde peuvent concevoir, mais sans grand espoir de mener à terme leur grossesse.

Les avortements et les accouchements prématurés sont fréquents ; aussi faut-il opérer ces tumeurs, même pendant la grossesse, qui, après l'intervention, suit son cours physiologique.

INDEX BIBLIOGRAPHIQUE

GAILLARD et THOMAS. — Traité de chirurgie des maladies de femmes, trad. française, 1879.

Gazette médicale, 1852.

Bul. de la Soc. de chir., 1887.

TERRILLON. — Revue de chirurgie, 1887.

LESOURD. — Thèse de Paris, 1894.

Gaz. hebd. de méd. et chir., 1893.

OLSHAUSEN. — Maladies des ovaires.

POUPINEL. — De la généralisation des kystes et tumeurs épithéliales de l'ovaire (Thèse de Paris, 1886).

— Des tumeurs mixtes de l'ovaire (Arch. de phys. normale et path., 1887, p. 374).

SCHRŒDER. — Maladies des organes génitaux de la femme (1890).

MALASSEZ et SINETY. — Arch. de physiologie, 1879, p. 647.

COURTY. — Maladies de l'utérus et de ses annexes.

DORAN (A.). — Clinical and pathological observations on tumours of the ovary (London, 1854).

L. JULHIET. — Thèse de Lyon, 1895.

C. RÉPIN. — Thèse de Paris, 1892.

Mme M. WAÏTE. — Thèse de Paris, 1883.

E. QUÉNU. — Thèse de Paris, 1881.

POZZI. — Gynécologie, 1897.

RICARD et BOUSQUET. — Pathologie externe.

WAQUEZ. — Thèse de Paris, 1890.

ALQUIÉ. — Clinique chirurgicale, 1858.

Semaine médicale, 22 septembre 1897.

—   —   17 novembre 1897.

DUPLAY et RECLUS. — Traité de chirurgie.

POUPINEL. — Arch. de physiol., 1887, p. 394.

P. PARIZOT. — De la torsion du pédicule des kystes de l'ovaire (Thèse de Paris, 1886).

FREUND. — Guérison spontanée cons. à torsion (Berl. Kl. Woch., p. 52, 1877).

KŒBERLÉ. — Gaz. méd. de Strasbourg, 1878.

TAIT (L.) — The obstet. Soc. of London, 1880, marche 3.

FLAISCHLEN. — Zeitschr. f. Geb. u. Gyn., V, 1880, p. 443.

GALLEZ. — Hist. des kystes de l'ovaire. Bruxelles, 1879.

DE SINETY. — Traité de gynécologie.

BOINET. — Traité des maladies des ovaires et de leur traitement.

OLSHAUSEN. — Tumeur des ovaires, p. 106, 1886 (Deutsche Chirurgie, Billroth et Luecke).

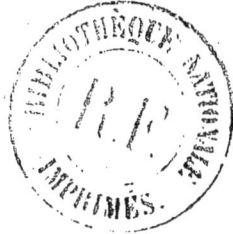